机器人结直肠外科
Robotic Surgery of Colon and Rectum

主编

［意］格拉齐亚诺·切卡雷利（**Graziano Ceccarelli**）

Department General and Multidisciplinary Surgery Hospital
San Giovanni Battista Foligno, Italy

［意］安德里亚·科拉蒂（**Andrea Coratti**）

Department of General and Emergency Surgery Misericordia
Hospital of Grosseto Grosseto, Italy

主　审　张忠涛

主　译　杨　鋆

副主译　李　凡　陈　骏　黄　昱

北方联合出版传媒（集团）股份有限公司
辽宁科学技术出版社

© 2025 辽宁科学技术出版社。
著作权合同登记号：第06-2024-32号。

图书在版编目（CIP）数据

机器人结直肠外科 / (意) 格拉齐亚诺·切卡雷利, (意) 安
德里亚·科拉蒂主编 ; 杨鋆主译. -- 沈阳 : 辽宁科学技术出版
社, 2025. 6. -- ISBN 978-7-5591-4122-4

Ⅰ. R656.9-39；R657.1-39

中国国家版本馆CIP数据核字第2025GG8494号

出版发行：辽宁科学技术出版社
　　　　　（地址：沈阳市和平区十一纬路25号　邮编：110003）
印　刷　者：辽宁新华印务有限公司
经　销　者：各地新华书店
幅面尺寸：210mm×285mm
印　　张：8.5
插　　页：4
字　　数：300千字
出版时间：2025年6月第1版
印刷时间：2025年6月第1次印刷
出 品 人：陈　刚
责任编辑：凌　敏　于　倩
封面设计：周　洁
版式设计：袁　舒
责任校对：康　倩

书　　号：ISBN 978-7-5591-4122-4
定　　价：198.00元

投稿热线：024-23284356
邮购热线：024-23284502
E-mail:lingmin19@163.com
http://www.lnkj.com.cn

译者委员会名单（按姓氏笔画排序）

王　征	华中科技大学同济医学院附属协和医院	张景郁	首都医科大学附属北京友谊医院
牛　磊	首都医科大学附属北京友谊医院	张景辉	首都医科大学附属北京友谊医院
宁势力	首都医科大学附属北京友谊医院	陈　骏	北京大学人民医院
刘　正	中国医学科学院肿瘤医院	林蔚婷	广东省人民医院
刘东宁	南昌大学第一附属医院	郑潇豪	首都医科大学附属北京友谊医院
汤庆超	哈尔滨医科大学附属第二医院	郝　钦	内蒙古医科大学附属医院
孙　晶	上海交通大学医学院附属瑞金医院	胡劲松	同济大学附属东方医院
李　凡	陆军军医大学陆军特色医学中心（大坪医院）	饶　全	首都医科大学附属北京友谊医院
		姚宏伟	首都医科大学附属北京友谊医院
李太原	南昌大学第一附属医院	贺志云	兰州大学第一医院
李正荣	南昌大学第一附属医院	贾　哲	首都医科大学附属北京友谊医院
李　俊	首都医科大学附属北京友谊医院	徐　岩	中国医科大学附属第一医院
杨盈赤	首都医科大学附属北京友谊医院	郭　伟	首都医科大学附属北京友谊医院
杨　鋆	首都医科大学附属北京友谊医院	黄　昱	北京市健宫医院
吴国聪	首都医科大学附属北京友谊医院	黄　颖	福建医科大学附属协和医院
吴德庆	广东省人民医院	曹　毅	南昌大学第一附属医院
何宋兵	苏州大学附属第一医院	崔建新	中国人民解放军总医院
辛城霖	首都医科大学附属北京友谊医院	程海东	内蒙古医科大学附属医院
宋建宁	首都医科大学附属北京友谊医院	蔡　军	首都医科大学附属北京友谊医院
张忠涛	首都医科大学附属北京友谊医院	管成剑	首都医科大学附属北京友谊医院
张轶西	首都医科大学附属北京友谊医院		

FOREWORD（中译本序）

Minimally invasive colorectal surgery is a widely performed and accepted approach worldwide, considered the standard of care, especially in dedicated colorectal and general surgery units. It offers several advantages such as lower postoperative pain and complications, with a consequent faster recovery, compared to the open approach, providing excellent oncological results superimposable to the open techniques.

In the last two decades, the advent and recent diffusion of robotic surgery offers more advantages over laparoscopy for both surgeons and patients. The surgeon may work more ergonomically, using articulated instruments and better high-definition 3D vision. Robotic platforms allow in a minimally invasive context more complex and challenging procedures like total mesorectal excision with nerve-sparing, complete mesocolic excision, one-stage treatment of colorectal liver metastases, hand-sewn sutures, with a shorter learning curve and better results when compared to standard laparoscopy. All those considerations may have an impact on surgical and oncological outcomes.

To deeply understand and explain the technical details and indications of Robotic Surgery, we involved many European and International Surgeons, experts in colorectal and robotic surgery, who participated in the book writing following their major areas of interest.

So, we are very happy and honored for the interest in "Robotic Surgery of Colon and Rectum" worldwide and in its Chinese translation by Prof. Yun (Peter) Yang and Colleagues, hoping that our book may intercept your interest.

Graziano Ceccarelli & Andrea Coratti

推荐序

随着医学技术的不断进步和医疗理念的不断更新，结直肠外科领域正经历着巨大的变革和发展。机器人手术系统是微创外科技术进步的一个里程碑，标志着结直肠外科手术不断向更精准、更安全的方向发展。作为一名结直肠外科医师，我们需要时刻关注最新的技术进展，不断提高自己的临床水平，以便更好地服务患者，实现医师的使命。本书正是在这样的背景下应运而生。Graziano Ceccarelli和Andrea Coratti不仅是著名的外科医师，而且在机器人微创领域已深耕多年。他们组织了一支由顶尖的外科医师组成的专业团队撰写了本书，系统总结了机器人辅助手术的历史、基本概念，以及在结直肠外科疾病和场景下的运用及未来展望。

在两位原作者的邀请下，由首都医科大学附属北京友谊医院杨盈等教授领衔，汇集了国内多名高水平结直肠外科专家，共同完成了本书的翻译工作。此书的中文译本文字流畅，图片和排版清晰明了，忠于原文，为国内广大结直肠外科医师提供了一部权威、实用的参考资料。本书共包括25个章节，内容简明扼要，从手术解剖、手术入路、操作手法和器械选择等方面入手，为读者提供了全面而实用的指导。无论希望提高技能的经验丰富的结直肠外科从业者，还是渴望探索技术前沿的学生，这本书都为其提供了宝贵的理论和实践指导。

中华医学会外科学会结直肠外科学组一直致力于结直肠外科领域的探讨与发展。我们成立了"中国结直肠外科大数据研究协作组"并建立了中国结直肠癌病例信息系统，组织开展了多项国际和国内多中心的肠癌的RCT研究。在推动机器人的运用上，我们自主研发了国产单臂手术机器人并成功推动了国内临床试验，拟正式推向市场。通过举办学术交流会议、发布临床指南和支持科研项目，中华医学会为机器人手术技术在结直肠外科的引入和推广提供了重要的指导和支持，促进了这一领域的迅速发展。机器人辅助全直肠系膜切除术（TME），经肛全直肠系膜切除术（taTME）等结直肠腔镜领域创新术式在机器人领域的进一步验证，也将被列入结直肠外科学组未来计划之列。本书的出版也体现了中华医学会结直肠外科学组对机器人辅助手术领域的重视。我们相信读者通过学习和掌握本书的内容，能够更好地应用机器人手术技术，提高手术精度，改善患者的治疗效果。同时，我也希望通过这样的国际学术交流，进一步推动我国结直肠外科领域的发展，为我国医疗事业的进步做出更大的贡献。

张忠涛
首都医科大学附属北京友谊医院

前言

2014年，意大利外科学会首次发布了关于机器人在普通外科中的应用概况双年度报告。在10多年的时间里，由于机器人技术及手术流程的改进，人们在胸部、腹部和盆腔外科领域都取得了重要进展，同时相关技术步骤也得到了优化和微调。对于机器人结直肠手术尤其如此，这也是有必要出版一本关于该主题的图书的原因。我衷心地感谢机器人手术领域的顶尖专家Graziano Ceccarelli和Andrea Coratti，他们编写的这本出色的专著，为我们带来了有关该主题的最新信息。

在本书的25个章节中，作者讨论了机器人结直肠手术各个方面的问题，从技术的演变到结直肠切除术的发展，还特别关注了机器人手术的培训、学习曲线、成本和成本效益分析等内容。本书详细描述了机器人右半结肠切除术、横结肠切除术和横结肠脾曲切除术、左半结肠切除术和乙状结肠切除术（针对癌症和憩室病）、直肠切除术、Miles手术、Hartmann术后造口还纳和全结肠切除术。书中还有一章专门介绍了机器人经肛门手术。最后，本书还对新的机器人平台进行了介绍。

作者们的高质量工作值得称赞，我相信这本书将成为结直肠外科新手与专家的参考读物。

Rome, Italy
September 2023

Massimo Carlini
President
Italian Society of Surgery

序

结直肠疾病是腹部疾病中最常见的疾病之一，在世界各地的结直肠外科和普通外科，每天都有大量的手术进行。在过去的20年中，微创腹腔镜手术已在各地广泛普及，表现出优异的功能学和肿瘤学效果，这引起了患者的极大兴趣，并在某些情况下成为标准治疗方法。

外科手术技术正在迅速发展，特别是机器人手术的出现，为手术技术带来了革命性的创新，其被广泛应用于包括结直肠手术在内的不同领域。机器人技术于21世纪初被引入外科领域，随后几十年的逐渐发展，为外科医师提供了一个先进的平台来进行高级和复杂的微创手术。

尽管市面上已经出版了多部关于该主题的书籍，但我们认为，随着机器人技术在结直肠外科领域所引发的巨大兴趣和广泛传播，我们有必要对该领域内的最新进展进行全面更新，重点聚焦于最新的技术创新和相关的文献结果。

本书按解剖学组织分为不同章节，涵盖了不同的肠段及其相应的外科手术方法（从右半结肠切除术到超低位直肠前切除术和经肛门手术）和具体的手术变体（全结肠系膜切除术、尾侧入路、吲哚菁绿使用、全直肠系膜切除和盆腔侧方淋巴结清扫）。机器人技术为外科医师和患者提供了优于腹腔镜手术的效果，包括更好的人体工程学设计、内置腕式器械和更清晰的术野。这些优点在面对更复杂和更具挑战性的情况时（如CME手术、低位直肠癌、结直肠癌并发肝转移的同期切除）可能特别有用，能改善围术期和肿瘤学预后。

本书还考虑了机器人手术在良性和急诊结直肠疾病（炎症性肠病、憩室炎、直肠脱垂和其他非肿瘤性结直肠疾病）等领域的运用，以及最新进入医疗领域的机器人平台。其中单孔平台可能代表了这种手术的革命性方法。最后，本书还讨论了机器人手术的成本问题。

一群在微创和机器人手术方面拥有丰富经验的结直肠外科专家参与了本书的编写。书中许多章节都附有作者制作的视频。

Foligno, Italy

Grosseto, Italy

September 2023

Graziano Ceccarelli

Andrea Coratti

目录

第五部分　新进展

第一部分
总体特征

第1章
机器人微创外科在过去20年的演变

Michele De Rosa, Walter Bugiantella, Federica Arteritano,
Lorenzo Mariani, Fabio Ermili, and Graziano Ceccarelli

1.1 简介

自首批内镜问世大约一个半世纪后，1980年开展的第一例腹腔镜阑尾切除术标志着现代微创手术时代的开端。随着腹腔镜技术在外科手术领域的全面融入并获得多项令人信服的成果支持，在新千年的曙光中，机器人辅助手术成为外科手术革命进程的又一个里程碑。它是专门设计用来解决常规腹腔镜技术中的缺陷的，具有增强可视化以及更高的灵活性和精确性等优势。

尽管机器人手术在外科应用方面的历史可以追溯到35年前，但过去的两个10年见证了这一技术虽缓慢前行但却不断获得外科学界的认可并成为一种新的治疗标准。机器人手术系统从第一代发展到如今的新兴平台，经历了一个又一个简短而又密集的技术发展阶段，并且随着虚拟现实、计算机辅助和人工智能的引入，外科手术已经来到一个与以往不同的新时代（表1.1）。

1.2 背景

捷克词语"Robota"描述了近一个世纪前在作家Karel Čapek的科幻戏剧《R.U.R. Rossumovi univerzální roboti》中出现的强迫劳动和活动。自那时起，这个术语就被用来定义一种机器导向的超精确、重复和预先编程的程序。

直到近些年，机器人技术才被应用于手术中，其最初被开发用于在敌对环境下专业外科医师对患者远程实施手术的军事科目。遥控操作手术或远程外科手术的概念是利用无线网络和机器人技术连接外科医师和位于远处的患者，并成为推动外科机器人发展的主要驱动力之一。随着苏联人造卫星的发射和美国国家航空航天局（NASA）的创建，"太空竞赛"成为机器人和远程技术进化的额外因素之一。到1980年，国防高级研究计划局（DARPA）资助几家机构拓展研究包括远程关节臂和立体成像在内的远程手术系统，并自此开启了一段密集的发现和研究之旅。虽然直至今天，我们应用的由这几家机构研发的机器人系统或工具还未完善，但这并不妨碍机器人辅助手术系统赫然出现在20世纪80年

M. De Rosa (✉) · W. Bugiantella · F. Arteritano · L. Mariani · F. Ermili · G. Ceccarelli
General and Robotic Surgery Unit, San Giovanni Battista Hospital, Foligno (Perugia), Italy
e-mail: michele.derosa@nhs.net; dr.bugiantella@gmail.com; federica.arteritano@uslumbria2.it; lorenzo.mariani@uslumbria2.it; fabio.ermili@uslumbria2.it; g.cecca2003@libero.it

© The Author(s) 2024
G. Ceccarelli, A. Coratti (eds.), *Robotic Surgery of Colon and Rectum*, Updates in Surgery, https://doi.org/10.1007/978-3-031-33020-9_1

表1.1 现代微创外科发展的时间轴

1983	第一例腹腔镜阑尾切除术（LA）	Semm
1983	经肛内镜微创手术（TEM）	Buess et al.
1985	第一例腹腔镜胆囊切除术（LC）	Mühe
1985	PUMA 560脑活检工业机器人	Kwoh et al.
1991	第一例腹腔镜结肠切除术	Jacobs et al.; Fowler et al.
1991	Probot机器人	Imperial College of London
1992	Robodoc骨科手术机器人	Integrated Surgical Systems
1994	AESOP 1000伊索机器人	Computer Motion
1995	直觉外科公司	
1997	机器人胆囊切除术–直觉Mona系统	Himpens et al.
1998	ZEUS宙斯机器人系统	Computer Motion
1999	第一代达芬奇系统	Intuitive Surgical
2001	林德伯格手术——第一例遥操作手术	Marescaux et al.
2002	第一例机器人结肠切除术	Weber et al.
2003	计算机动作公司与直觉外科公司合并	
2006	达芬奇S系统	Intuitive Surgical
2009	达芬奇Si系统	Intuitive Surgical
2014	达芬奇Xi系统	Intuitive Surgical
2015	可变机器人系统	Medrobotics Corporation
2017	达芬奇X系统	Intuitive Surgical
2017	Senhence机器人系统	TransEnterix Surgical
2018	达芬奇SP系统	Intuitive Surgical

代的手术室里。

1.3 机器人平台

1985年，一种标准的工业机器人PUMA 560系统被用于计算机断层扫描（CT）引导下的定位脑活检针。相比于人手，它提供了自动的定位和更高的精确度。随后不久，Davies使用同样的技术进行了经尿道前列腺电切术（TURP）。伦敦帝国学院此后则开发出了一个名为PROBOT的前列腺切除术计算机集成系统。其于1992年设计出的ROBODOC系统（Integrated Surgical Systems，Sacramento，CA，USA）可以用来提高全髋关节置换术的精准度。

1994年，位于美国加利福尼亚州Santa Barbara的计算机动作公司（Computer Motion）研发的AESOP 1000伊索机器人（Automated Endoscopic System for Optimal Positioning 1000）被FDA批准上市，这是一种可桌面安装的机器人手臂，可以由外科医师的语音命令来控制操作腹腔镜摄像头。1998年，宙斯（Zeus）机器人平台（Computer Motion，Santa Barbara，CA，USA）问世，外科医师坐在远离手术区域的控制台来遥控实施手术的概念终于得以实现。该系统配备了1个控制台、1个3D成像系统、3个独立的手臂、1个AESOP手臂和2个具有4个方向自由度的外科手臂，并由2个手柄操纵。该系统最主要的应用领域为心脏手术领域，并于2001年实现了一例跨大西洋的胆囊切除术，即所谓的Lindbergh手术。该手术的外科医师在纽约操作，而患者则位于法国斯特拉斯堡。

1.4 达芬奇时代

在宙斯系统已被使用的早些年间，直觉外科

公司（Intuitive Surgical）开发了他们的第1个机器人手术平台。该平台包含3个主要部件：1个主控制台，供外科医师坐在其中操作；1个视觉车，装有双光源和双摄像头；1个患者侧可移动的车，机器人手臂被安装在其中。主控制台包括1个图像处理计算机，生成真正的具有景深的三维图像；1个立体观察孔，双眼置于其中允许双目视觉，焦点更清晰、更舒适；脚踏板用于控制电外科装置和器械/摄像头机器臂，外科医师通过主控手柄来驱动机器人手臂为手术服务。这些仪器采用电缆驱动，模仿人类手腕，并拥有7个自由度和2个轴向旋转度。运动缩放和抖动消除增强了精确度和准确性。摄像头臂则包含2个5mm镜头，投影到2个屏幕上的图像是真正的三维图像，且在外科医师手的上方显示，以给人一种假象，即器械的头端是控制手柄的延伸，就仿佛身处手术现场一样。

早期的经验包括由Himpens在比利时Saint-Blasium General Dendermonde综合医院使用第2代原型Mona进行的胆囊切除术，以及由Carpentier进行的二尖瓣置换手术。

2000年，达芬奇机器人获得了FDA批准广泛应用于腹腔镜手术，并成为美国首个外科手术机器人。

2003年，在经历了3年的法律纠纷后，计算机动作公司与直觉外科公司合并，停止了宙斯系统的开发，并将创新和改进集中到达芬奇平台上。

第1代达芬奇机器人有3个手臂，其中1个用于内镜。2年后四臂机器人版本获得了临床使用批准。

第1代达芬奇机器人具有3D视觉功能。它还拥有模仿人类手腕的专利"内镜腕"技术，该技术的关节活动拥有"7个自由度"，可实现90°的活动范围。7年后，达芬奇S发布，它具有3D高清摄像头视野，装配简化和交互式触摸屏显示。

2009年达芬奇Si发布，它具有几项新功能，如可用于培训目的的双控制台、Firefly荧光成像技术和TilePro软件。TilePro可在屏幕上显示最多3种不同的图像，即手术场和其他2个视频源（如超声或心电图）能实现同时显示，并配备升级的1080i摄像头。

2014年，更先进、更多功能的第四代达芬奇Xi平台发布。机器人手臂在对接装配好后，无须反复重新对接或移动手术台就可以进入腹部所有区域，为进行多象限和多区域单对接手术提供了更便利的条件，从而节省了手术时间。应用1080p摄像头提高了可视化效果，简化的穿刺器位置降低了仪器和手臂碰撞的可能性。此外，增强现实软件还可用来评估肠道灌注情况或对腹部结构进行实时三维解剖建模。

2017年，更小版本的达芬奇X平台问世，它没有桌面运动技术，专为单象限手术应用而设计。

最新推出的具有改变游戏规则的达芬奇SP机器人平台经初步研究已被证明，其在经肛内镜手术中具有可行性和实用性。目前该平台已被FDA批准应用于泌尿外科手术，预计在不久的将来可应用于结直肠手术。这是一个单孔系统，使用一个直径为2.5cm的套管，配备3个完全可弯曲的内镜腕器械和一个包含全方位360°可调节吊臂的3D摄像头。

1.5　机器人辅助结直肠手术的里程碑

2002年，研究者首次报道了机器人辅助结肠切除术在治疗结肠良性疾病及结肠癌病例中的应用。

2003年，Delaney介绍了首例机器人辅助直肠固定术，Giulianotti报道了6例直肠癌患者行机器人辅助直肠前切除术。2006年，一则关于机器人直肠癌低位全直肠系膜切除术（TME）的病例报道显示，围术期的临床结局相较于传统的腹腔镜手术并无显著优势。

此后，相继有不少团队开始发表比较机器人结直肠手术与腹腔镜结直肠手术的数据。机器人系统似乎在直肠手术领域显示出了较大的优势，这是因为在窄而深的盆腔区域，3D视野和微腕关节式操作可以使手术更精准。因此，虽然迄今为止大多数研究，如ROLARR试验（机器人与腹腔镜直肠切除术比较），并未证明机器人手术比腹腔镜手术具有显著优势，但有关机器人直肠切除术的病例报道越来越多，且未来仍有逐渐增长的趋势。

1.6 新兴机器人平台

尽管达芬奇手术平台在机器人手术领域占据主导地位已超过10年，但该领域的技术仍在持续进步，每天都会有新的设备出现。

Senhance手术系统（TransEnterix，Morrisville，NC）在2017年10月获得FDA批准后进入市场。该系统包括一个配备高清3D显示器的外科医师主控制单元，它需要特殊的3D眼镜，以及2个主控制器来移动4个机器手臂，并装备在5mm穿刺孔的非手腕型腹腔镜上。该系统还包括触觉反馈和先进的眼球追踪技术，允许外科医师通过眼动来控制摄像头。

CMR Versius外科机器人（Cambridge Medical Robotics，Cambridge，UK）是一个轻巧、模块化的平台，配备外科医师控制台和3~4个独立的机器人单元，已在欧洲、澳大利亚、印度、巴西和中国的香港地区获得批准用于泌尿外科、妇科和普通外科手术。

Flex机器人系统（Medrobotics Corp.，Raynham，MA，USA）是第一个配备柔性机器臂的平台，其尖端安装了一个微型3D高清摄像头，两侧配有2个工作通道，可插入柔性专用器械。该系统由2个主要单元组成，Flex控制台通过操纵杆移动柔性内镜，Flex仓和底座则用来实现控制台和机器臂之间的通信。

尽管该系统最初设计用于口咽手术，但其已获得FDA和欧盟批准用于经肛直肠手术。事实上，这样的特殊设计适用于需要腔内导航的经肛微创直肠切除术，当然也适用于更复杂的手术，正如已被研究证明可行的经肛全直肠系膜切除术。

Revo-i外科机器人系统（Meere Company，Seoul，South Korea）、MiroSurge外科机器人系统（Medtronic，Minneapolis，USA）、Hinotori外科机器人系统（Medicaroid，Japan）、单孔自然腔道机器人系统-SPORT（Titan Medical Company，Toronto，Canada）等其他机器人系统也已经在市场上应用或正在等待监管批准应用。

机器人系统下一阶段的发展则是人工智能的应用，旨在以安全高效的方式执行越来越具挑战性的程序，同时增强它们与复杂环境互动并协助决策的能力。完全自动化的外科系统在目前或者将来虽然可能只是一种理论上的愿景，但是由机器人引导而不是辅助外科手术的时代已经来临了。

1.7 总结

近几十年来，微创技术发展迅猛，其中引入机器人技术被认为是其中最具标志性的事件之一。

虽然最初遭到了广泛的批判和拒绝，但机器人辅助外科手术克服了腹腔镜手术的局限性，提供了更好的手术选择，因此该手术方式已被完全接受。其在结直肠外科手术中的应用也显示出安全性和可行性，对外科医师的手术操作也拥有明显的优势，但患者是否有显著获益仍未被证实，部分原因是技术发展的速度往往超过了高质量循证研究验证的能力。

尽管诸如手术时长较长和设备较昂贵等问题尚待解决，但是过去认为很困难的事情在今天皆已成为现实。不难想象，就像过去发生在腹腔镜手术演变中的那样，将来可能会出现外科医师如果没有机器人辅助将无法完成某些手术的情况。

由直觉外科公司推出的达芬奇系统，正如这一天才的名字一样，在外科手术革命史中扮演着重要的角色，但随着许多专利逐渐到期，潜在竞争对手相继出现，其定会继续推动外科创新向前发展。

参考文献

[1] Hæger K. The illustrated history of surgery. London: H. Starke; 1990.

[2] Semm K. Endoscopic appendectomy. Endoscopy. 1983;15(2):59−64.

[3] Litynski GS. Endoscopic surgery: the history, the pioneers. World J Surg. 1999;23(8):745−53.

[4] Buess G, Hutterer F, Theiss J, et al. Das System für die transanale endoskopische Rectumoperation [A system for a transanal endoscopic rectum operation]. Chirurg. 1984;55(10):677−80.

[5] Mühe E. Die erste Cholecystektomie durch das Laparoskop [The first cholecystectomy through the laparoscope]. Langenbecks Arch Chir. 1986;369:804.

[6] Kwoh YS, Hou J, Jonckheere EA, Hayati S. A robot with improved absolute positioning accuracy for CT guided stereotactic brain surgery. IEEE Trans Biomed Eng. 1988;35(2):153−60.

[7] Jacobs M, Verdeja JC, Goldstein HS. Minimally invasive colon resection (laparoscopic colectomy). Surg Laparosc Endosc. 1991;1(3):144−50.

[8] Fowler DL, White SA. Laparoscopy-assisted sigmoid resection. Surg Laparosc Endosc. 1991;1(3):183−8.

[9] Himpens J, Leman G, Cadiere GB. Telesurgical laparoscopic cholecystectomy. Surg Endosc. 1998;12(8):1091.

[10] Marescaux J, Leroy J, Gagner M, et al. Transatlantic robot-assisted telesurgery. Nature. 2001;413(6854):379−80. Erratum in: Nature 2001;414(6865):710.

[11] Weber PA, Merola S, Wasielewski A, Ballantyne GH. Telerobotic-assisted laparoscopic right and sigmoid colectomies for benign disease. Dis Colon Rectum. 2002;45(12):1689−94; discussion 1695−6.

[12] Raison N, Khan MS, Challacombe B. Telemedicine in surgery: what are the opportunities and hurdles to realising the potential? Curr Urol Rep. 2015;16(7):43.

[13] Satava RM. Surgical robotics: the early chronicles: a personal historical perspective. Surg Laparosc Endosc Percutan Tech. 2002;12(1):6−16.

[14] Leal Ghezzi T, Campos CO. 30 years of robotic surgery. World J Surg. 2016;40(10):2550−7.

[15] Davies BL, Hibberd RD, Ng WS, et al. The development of a surgeon robot for prostatectomies. Proc Inst Mech Eng H. 1991;205(1):35−8.

[16] Stefano GB. Robotic surgery: fast forward to telemedicine. Med Sci Monit. 2017;23:1856.

[17] Pugin F, Bucher P, Morel P. History of robotic surgery: from AESOP and ZEUS to da Vinci. J Visc Surg. 2011;148(5 Suppl):e3−8.

[18] Carpentier A, Loulmet D, Aupècle B, et al. Chirurgie à coeur ouvert assistée par ordinateur. Premier cas opéré avec succès [Computer assisted open heart surgery. First case operated on with success]. C R Acad Sci III. 1998;321(5):437−42.

[19] Atallah S, Parra-Davila E, Melani AGF, et al. Robotic-assisted stereotactic real-time navigation: initial clinical experience and feasibility for rectal cancer surgery. Tech Coloproctol. 2019;23(1):53−63.

[20] Porpiglia F, Checcucci E, Amparore D, et al. Augmented-reality robot-assisted radical prostatectomy using hyper-accuracy three-dimensional reconstruction (HA3D) technology: a radiological and pathological study. BJU Int. 2019;123(5):834−45.

[21] Hashizume M, Shimada M, Tomikawa M, et al. Early experiences of endoscopic procedures in general surgery assisted by a computer-enhanced surgical system. Surg Endosc. 2002;16(8):1187−91.

[22] Delaney CP, Lynch AC, Senagore AJ, Fazio VW. Comparison of robotically performed and traditional laparoscopic colorectal surgery. Dis Colon Rectum. 2003;46(12):1633−9.

[23] Giulianotti PC, Coratti A, Angelini M, et al. Robotics in general surgery: personal experience in a large community hospital. Arch Surg. 2003;138(7):777−84.

[24] Pigazzi A, Ellenhorn JD, Ballantyne GH, Paz IB. Robotic-assisted laparoscopic low anterior resection with total mesorectal excision for rectal cancer. Surg Endosc. 2006;20(10):1521−5.

[25] Vibert E, Denet C, Gayet B. Major digestive surgery using a remote-controlled robot: the next revolution. Arch Surg. 2003;138(9):1002−6.

[26] Jayne D, Pigazzi A, Marshall H, et al. Effect of robotic-assisted vs conventional laparoscopic surgery on risk of conversion to open laparotomy among patients undergoing resection for rectal cancer: the ROLARR randomized clinical trial. JAMA. 2017;318(16):1569−80.

[27] Peters BS, Armijo PR, Krause C, et al. Review of emerging surgical robotic technology. Surg Endosc. 2018;32(4):1636−55.

[28] Huscher C, Marchegiani F, Cobellis F, et al. Robotic oncologic colorectal surgery with a new robotic platform (CMR Versius): hope or hype? A preliminary experience from a full-robotic case-series. Tech Coloproctol. 2022;26:745−53.

[29] Morino M, Forcignanò E, Arezzo A. Initial clinical experience with a novel flexible endoscopic robot for transanal surgery. Tech Coloproctol. 2022;26(4):301−38.

[30] Carmichael H, D'Andrea AP, Skancke M, et al. Feasibility of transanal total mesorectal excision (taTME) using the Medrobotics Flex System. Surg Endosc. 2020;34(1):485−91.

（译者：陈骏　杨鋆）

第2章
调查：意大利机器人辅助结直肠手术

Maria Michela Di Nuzzo, Roberto Peltrini, Michele D'Ambra, Graziano Ceccarelli, Umberto Bracale, and Francesco Corcione

2.1 引言

目前，机器人手术平台代表了应用于外科的技术创新的最新进展。这些平台实现了在狭窄空间内进行类似手腕运动的自然运动，并为外科医师提供了一个由其控制的3D视野，减少了手部震颤，并集成了荧光光学输出功能。机器人平台的使用始于21世纪初，当时Weber教授首次施行了以机器人辅助的结肠切除术。10年后，机器人技术在结直肠手术中已被普遍使用，尤其是在韩国和意大利的外科手术中。

尽管存在初始学习曲线陡峭、完全触觉缺失和因机器人对接导致手术时间延长等问题，大多数结直肠外科医师仍然更倾向于使用机器人技术，因为它在狭窄空间的操控性和神经可见性及保护方面具有显著优势。截至目前，机器人技术已被用于治疗恶性肿瘤和多种良性结直肠疾病，如炎症性肠病、结肠憩室或盆腔器官脱垂。国际多中心ROLARR研究（ISRCTN80500123）和韩国COLRAR研究（NCT01423214）报道了机器人手术在直肠癌治疗中相比腹腔镜手术的优势，特别是在中转开腹手术的比例、环周切缘阳性率和术后早期并发症等方面。然而在意大利，机器人在结直肠手术中的运用仍不普遍。因此，我们决定进行一项调查，以了解当前意大利机器人手术的应用状况。

2.2 方法

研究指导委员会采用远程头脑风暴的方法开发了问卷，该问卷通过Google表单（Google LLC，Mountain View，California US）进行共享。该问卷包含41个问题，其中大部分为封闭式问题。所有问

M. M. Di Nuzzo (✉) · R. Peltrini · M. D'Ambra · F. Corcione
Department of Public Health, University of Naples Federico II, Naples, Italy
e-mail: mariamichela.dinuzzo@outlook.it; roberto.peltrini@gmail.cm; michele.dambra@unina.it; francesco.corcione@unina.it

G. Ceccarelli
General and Robotic Surgery Unit, San Giovanni Battista Hospital, Foligno (Perugia), Italy
e-mail: g.cecca2003@libero.it

U. Bracale
Department of Surgical Science, School of Surgical Science and Advanced Diagnostic and Therapeutic Technology, University of Naples Federico II, Naples, Italy
e-mail: umbertobracale@gmail.com

© The Author(s) 2024
G. Ceccarelli, A. Coratti (eds.), *Robotic Surgery of Colon and Rectum*, Updates in Surgery, https://doi.org/10.1007/978-3-031-33020-9_2

题都被设置为必答项，充分涵盖了不同受访机构类型（公立医院、大学医院、私立医院、其他），受访机构的一般信息，以及各种类型的机器人结直肠手术的具体情况。完成问卷的平均时间预计为15min。

问卷将通过电子邮件将邀请函发送给所有配备机器人平台的意大利结直肠手术科室主任处。通过问卷收集并存储了受访者的基本信息，以及单位名称和地址。3名指导委员会成员（U.B.，R.P.和M.M.D.N.）下载了调查结果并与其他成员共享。

分类变量的结果以计数和百分比形式呈现。

2.3 初步结果

共有27个意大利的中心参与了这项调查。其中66.7%为公立医院，25.9%为大学医院，7.4%为其他类型的医疗机构（图2.1）。88.9%的外科医师在拥有超过200张床位的医疗机构工作，这些机构的普通外科至少有20张床位。

在参与调查的中心中，23.1%的中心机器人平台至少已使用15年，因此这些中心的所有外科医师在机器人手术方面都非常有经验。大约40.7%的中心有3名以上的外科医师使用机器人平台进行结直肠疾病的治疗。在接触机器人手术前，约70.4%的受访者已有接受腹腔镜结肠直肠切除术的经验。关于机器人手术的具体应用，分析结果如下：

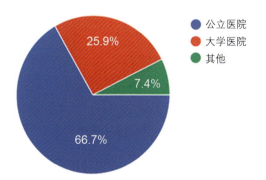

图2.1 参与调查的机构类型

- 22.2%的受访机构对所有结直肠疾病患者提供机器人手术。
- 44.4%的受访机构仅向符合明确标准的患者提供机器人手术。
- 33.3%的受访机构由术者决定是否为患者提供机器人手术。

具体的选择标准如下：
- 48.1%的受访机构根据患者疾病类型、身体质量指数（Body Mass Index，BMI）及外科医师的专业水平进行选择。
- 29.6%的受访机构根据患者疾病类型和外科医师的专业水平进行选择。
- 22.2%的受访机构仅根据患者疾病类型进行选择。

调查要求外科医师评估机器人技术在结直肠各类手术中的实用性。结果显示在图2.2中，大多数"极为有用"的反馈集中在直肠和右半结肠的手术中。

调查询问了机器人外科医师在学习曲线初期哪种手术最易施行。超过50%的医师报道称右半结肠切除术在学习过程中最容易施行。相比之下，74.5%的外科医师认为全直肠系膜切除术是最复杂的手术，因此在学习曲线的初期应该避免施行此手术。此外，共有81.5%的受访者表示同意通过参加专门的机器人手术课程、辅导活动，以及到大体量的机器人结直肠手术专业单位进修来缩短学习曲线。

少于33.3%的外科医师有直接使用过除达芬奇平台之外的其他机器人平台（如CRM Versius平台或Hinotori平台）的经验。目前，96.2%的受访者认为3D机器人视野优于腹腔镜视野，77.4%的受访者也认为4K腹腔镜视野不如机器人视野。

各受访中心1年间施行的机器人结直肠手术的比例分析结果如下：

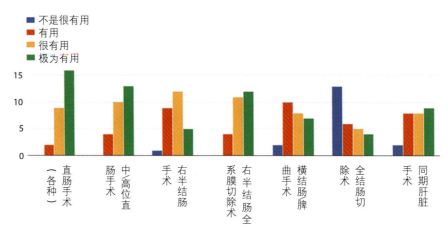

图2.2 机器人技术在治疗各种结直肠疾病的手术中的实用性

- 在8个中心，机器人手术的占比<20%。
- 在13个中心，机器人手术的占比在20%~50%之间。
- 在3个中心，机器人手术的占比在50%~80%之间。
- 在3个中心，机器人手术的占比>80%。

大约50%的受访中心建议将机器人手术作为右半和左半结肠切除术，以及10%~50%的直肠前切除术的首选手术方式。超过50%的受访者认为，机器人手术在右半结肠切除术中的优势非常明显。在超过80%的中心，机器人右半结肠切除术中的肠管吻合过程是在体内完成的。

机器人结直肠手术中转开腹手术或腹腔镜手术的比率如下：

- 19个中心中转率<5%（70.4%）。
- 7个中心中转率在5%~20%之间（25.9%）。
- 1个中心中转率在20%~50%之间（3.7%）。

中转手术的主要原因包括多种情况，例如内脏粘连、肥胖、患者选择不当或外科医师经验不足。中转率的详细数据展示在图2.3中。

在20个中心中，术中吲哚菁绿（indocyanine green，ICG）荧光成像技术被应用于右半结肠切除术，以及左半结肠或直肠手术，而在6个中心中，其使用仅限于左半结肠切除术和直肠前切除术（使用率74.1% vs. 22.2%）（图2.4）。

最后，根据调查，在大约60%的受访中心中，Covid-19期间机器人手术的实施有所减少，这一情况与大多数人选择择期手术有关。

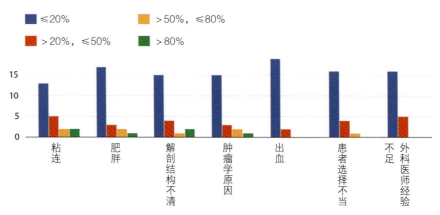

图2.3 机器人结直肠手术中转开腹手术或腹腔镜手术的主要原因

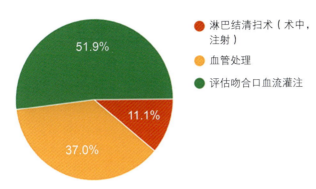

淋巴结清扫术（术中，注射）

血管处理

评估吻合口血流灌注

51.9%

11.1%

37.0%

图2.4 吲哚菁绿荧光成像在机器人结直肠手术中的应用

2.4　讨论

初步结果显示，大多数受访者在使用机器人技术的大体量腹腔镜结直肠中心工作已超过15年。

他们报道称，右半结肠切除术可能是学习过程中最容易施行的手术。同样，对于超过80%的外科医师来说，由于机器人平台在体内肠管吻合操作中的优势，右半结肠切除术可能是最适合采用机器人技术的手术方式。这一发现与最近一项意大利的系统性评价和Meta分析的结果一致，该研究报告显示，在机器人辅助的右半结肠切除术中，体内完成肠管吻合的比例高于腹腔镜手术组。

大部分的受访者表示，机器人手术对直肠癌切除术有帮助。这一结果与8/27个中心的研究结果相吻合。此外，超过50%的受访者表示机器人平台对右半结肠切除术亦有帮助。

术中使用吲哚菁绿荧光成像可以通过增强显示血液和淋巴流动来优化解剖结构的术野。随着这项技术的普及，本次调查中的所有受访中心都使用了吲哚菁绿荧光成像技术，并在机器人辅助的结直肠手术中应用此技术来定位淋巴结并评估吻合口的血流灌注情况。

众所周知，COVID-19不仅延长了结直肠手术的诊断时间和治疗时间，也对机器人平台的使用产生了负面影响。这与意大利其他行业的情况一致，

最近的一项全意大利调查报告显示，在Covid-19期间，机器人技术以及其他微创技术的应用均有所减少。

我们调查的另一个重要发现是，所有受访者均认为，进行机器人技术的标准化培训是必要的。因此，借鉴美国的机器人手术基础（Fundamentals of Robotic Surgery，FRS）体系和欧洲机器人结直肠外科学会（European Academy of Robotic Colorectal Surgery，EARCS），我们希望在意大利也能建立一个机器人手术学会来制订标准化的教育和培训方案。

参考文献

[1] Addison P, Agnew JL, Martz J. Robotic colorectal surgery. Surg Clin North Am. 2020;100(2):337-60.

[2] Weber PA, Merola S, Wasielewski A, Ballantyne GH. Telerobotic-assisted laparoscopic right and sigmoid colectomies for benign disease. Dis Colon Rectum. 2002;45(12):1689-94; discussion 1695-6.

[3] Nasir I, Mureb A, Aliozo CC, et al. State of the art in robotic rectal surgery: marginal gains worth the pain? Updates Surg. 2021;73(3):1073-9.

[4] Corrigan N, Marshall H, Croft J, Copeland J, Jayne D, Brown J. Exploring and adjusting for potential learning effects in ROLARR: a randomised controlled trial comparing robotic-assisted vs. standard laparoscopic surgery for rectal cancer resection. Trials. 2018;19(1):339.

[5] Jayne D, Pigazzi A, Marshall H, et al. Robotic-assisted surgery compared with laparoscopic resection surgery for rectal cancer: the ROLARR RCT. Southampton: NIHR Journals Library; 2019.

[6] Bracale U, Merola G, Cabras F, et al. The use of barbed suture for intracorporeal mechanical anastomosis during a totally laparoscopic right colectomy: is it safe? A retrospective nonrandomized comparative multicenter study. Surg Innov. 2018;25(3):267-73.

[7] Solaini L, Bazzocchi F, Cavaliere D, et al. Robotic versus laparoscopic right colectomy: an updated systematic review and meta-analysis. Surg Endosc. 2018;32(3):1104-10.

[8] Peltrini R, Podda M, Castiglioni S, et al. Intraoperative use of indocyanine green fluorescence imaging in rectal cancer surgery: the state of the art. World J Gastroenterol.

2021;27(38):6374−86.

[9] Peltrini R, Imperatore N, Di Nuzzo MM, et al. Effects of the first and second wave of the COVID-19 pandemic on patients with colorectal cancer: what has really changed in the outcomes? Br J Surg. 2021;108(11):e365−6.

[10] Bracale U, Podda M, Castiglioni S, et al. Changes in surgical behaviors during the Covid-19 pandemic. The SICE CLOUD19 Study. Updates Surg. 2021;73(2):731−44.

（译者：杨盈赤 张景辉）

第3章
机器人结直肠手术培训

Sofia Esposito, Alice Francescato, and Micaela Piccoli

3.1 引言

机器人手术是过去20年来普通外科领域最伟大的革命。当一项新技术被引入外科实践时，标准化培训变得至关重要。该项技术在对年轻外科医师的培训中可能会面临一些挑战，如高昂的成本、增加的工作时间等，这些可能会限制对住院医师和低年资外科医师的教学。然而鉴于当前机器人手术的普及程度，普通外科住院医师培训应包括上述技能的培训，多个协会和项目负责人都支持此举。他们建议建立一个结构化的机器人手术培训课程。

针对结直肠外科医师的机器人手术培训需要考虑两个不同的方面：一是学习如何使用机器人平台；二是学习与结直肠外科手术严格相关的操作技能。根据受训者以往的实践经验以区分教育途径至关重要，但也应考虑医院平台的经验和手术量，因为如果没有外科专家和程序化的手术可能会对机器人课程产生负面影响。此外，在评估培训的整体成本时，应包括购置虚拟模拟器和机器人双控制台的费用。在制订结构化的培训计划之前，需要从以上所有方面进行考虑，确定切实可行的目标，以避免挫折感，以及对医院管理层的信任缺失。此外，

理想的机器人结直肠外科培训计划应对受训者已掌握的技能进行客观评估，并明确规定每个步骤的要求，同时还应评估受训者的非手术机器人技能。我们不仅要培训操作机器人控制台的医师，还要培训床旁助手，因为正确的切口定位和来自手术台的可靠反馈对于有效、安全地完成机器人结直肠手术至关重要。最后，培训不应仅限于机器人手术新手，还应扩展到培训者，因为导师需要适应新的教学技术，如远程辅导和机器人双控台的使用。关于具体的机器人结直肠外科手术培训应在住院医师培训期间开始，还是留待住院医师培训后再进行，目前仍存在争议。在我们看来，外科住院医师应熟悉机器人手术的基本原理，并且在住院医师培训结束时能够担任术者助手，在住院医师培训的最后一年，他们应能够施行低复杂度的机器人手术。

3.2 机器人结直肠外科手术的学习曲线

机器人结直肠手术的学习曲线的建立，对培训计划和资格认证产生了重要影响。评估学习曲线的大多数变量都与时间相关。然而，由于机器人手术的学习过程与多方面因素相关，采用多维分析可能

S. Esposito (✉) · A. Francescato · M. Piccoli
Department of General, Emergency Surgery and New Technologies, Baggiovara General
Hospital, AOU Policlinico di Modena, Modena, Italy
e-mail: esposito.sofia@aou.mo.it; francescato.alice@aou.mo.it; piccoli.micaela@aou.mo.it

© The Author(s) 2024
G. Ceccarelli, A. Coratti (eds.), *Robotic Surgery of Colon and Rectum*, Updates
in Surgery, https://doi.org/10.1007/978-3-031-33020-9_3

更可靠。这应包括评估受训者的外科背景、手术类型、术后并发症、肿瘤学结果，以及病例的风险分层，因为患者选择可以极大地影响手术时间。

机器人手术的学习曲线通常分为以下3个阶段：初始学习阶段，手术时间迅速减少；平台或能力阶段，手术时间稳定；熟练阶段，手术时间减少。然而，一些研究表明，在熟练阶段，操作控制台的时间有所增加。这是因为随着外科医师在学习曲线上的进步，他们对更复杂的病例进行了手术。既往文献中关于结直肠手术达到熟练程度所需的病例数差异极大。最近，Nasseri等通过回顾111例结直肠手术，评估了一位经验丰富的腹腔镜结直肠外科医师的学习曲线，发现该外科医师在进行了13例手术后掌握了操作能力，在进行了70例手术后达到了熟练水平。Park等在对机器人低位前直肠切除术学习曲线的多维度分析中发现，达到能力需要44例，达到掌握操作能力需要78例。De Angelis等描述了对于一个在腹腔镜结直肠手术经验不多的外科医师，其机器人右半结肠切除术的学习曲线为16例。另有报道称，腹腔镜右半结肠切除术的学习曲线为25例。有趣的是，最近发表的一篇综述对机器人结直肠手术学习曲线短于腹腔镜手术的普遍看法提出了质疑，文章称机器人平台的优势可能使受训医师在早期实践时的基线表现更好，而非使学习曲线变短。该综述认为，早期机器人学习曲线中的中转率明显降低，而腹腔镜手术中的中转率更高。此外，综述中考虑的所有研究都显示，在某些时候机器人操作时间更短，在复杂任务中时间优势更大，如模拟环境中的打结或临床实践中的全直肠系膜切除术。在评估受训者对特定外科技术的掌握情况时，其在其他类型手术中获得的经验和手术室工作人员的经验往往被忽视，尽管这些方面也会影响学习效果。Guend等对个体和医疗机构的学习曲线进行了分析，报道称第一位开始实践的外科医师在完成74例手术后获得了能力，但一旦程序建立，其他外科医师只需25~30例就能达到熟练水平。

另一个有争议的话题是，以往的腹腔镜经验是否会对学习曲线产生显著影响。虽然许多学者认为有限的腹腔镜经验不应妨碍机器人结直肠手术的开展，特别是在手术量较大的中心，但也有学者认为经验丰富的腹腔镜结直肠外科医师在机器人结直肠手术的学习曲线方面可能具有优势。Wong等在分析一位有经验的结直肠外科医师（操作约1500例结直肠手术）向机器人手术过渡期间的学习曲线时发现，在学习曲线早期进行复杂的手术并不会对术后结果产生不良影响，并且该作者建议采用患者的手术效果来评估学习曲线的进展，第一次审查应在前10例手术结束后在医院的指导下进行，只有在对结果进行全面审查后，才能提供对手术医师的全面认证。

从这个快速概览中可以容易地推断出，已发布的数据往往难以复制和比较。患者的选择依然至关重要，训练路径应该从简单的病例开始，以优化结果。手术量、实施结构化培训课程的应用以及有经验的外科医师的指导，都是缩短学习曲线的有利因素，此外，选择一个固定的专用手术室团队以改进工作流程和沟通也同样重要。

3.3 结直肠培训计划、教育工具和结果评估

最近的一项系统综述报道了一个大家广泛认可的看法，即结构化的机器人结直肠培训项目应包括理论知识、病例观察、模拟训练和有监督的培训等模块化方法。该研究中报道的所有培训计划均设计用于达芬奇平台。个别机构和住院医师培训项目开发出了一些通用的课程。

机器人外科手术基础课程由来自多个专业的外科专家创立，旨在通过基本手术技能培训和评估机器人外科医师的熟练度。如果考虑更具体的机器人结直肠培训方案，文献中提供了4个结

构化的培训计划，分别为欧洲机器人结直肠外科学会（EARCS）计划，由结直肠外科项目主任协会赞助的国家结直肠外科机器人培训计划（CRSRTP），达芬奇机器人系统Intuitive外科计划，以及由欧洲结直肠病学会（ESCP）建立的结直肠机器人手术培训课程。此外，最近对美国结直肠外科培训项目负责人进行的一项调查显示，大多数美国结直肠外科培训项目都包括了机器人手术的培训内容。

所有课程都包括理论阶段和模拟阶段。CRSRTP规定，关键模拟器练习的得分必须大于90%，其他项目的模拟器练习时间要求范围从8～50h不等。最近，Intuitive不仅提供了在虚拟模拟器上练习基本手术技能的可能性，还提供了训练手术步骤的可能性，其中包括右半结肠切除术等。

结直肠培训路径的相关特点是有监督的病例和基于构件的方法，后者包括将程序解构为定义明确且可量化的构件，这些构件可以更客观地进行评估。在导师监督的病例中，机器人双控台的存在允许导师在必要时控制机器，并在不中断手术工作流程的情况下指出切除平面。欧洲结直肠病学会提出了一种基于组件的适用于机器人低位直肠前切除术的方法，为手术过程的每个步骤确定关键错误点，以帮助客观评估。通过这种方式，评估就能不局限于数量–结果的相关性，因为完成某种手术的既定次数并不总能保证手术能力。

在虚拟仿真环境之外对手术结果进行客观评估仍然具有挑战性。在美国临床机器人外科协会（CRSA）举办的第六届大会期间，专家圆桌会议提出了针对每种特定结直肠手术的能力评估量表；欧洲机器人结直肠病学会也制定了全球评估得分（GAS）表格来客观评估手术能力。近期，学界开始关注使用自动性能指标，包括运动学和事件数据（如仪器振动），以评估机器人技能。最近Intuitive开发的My Intuitive应用程序使外科医师有可能看到每个机械臂的实时使用情况、控制台时

间、手术和非手术时间，并将数据与全国趋势进行比较；这可能会对术者能力评估产生积极影响。此外，在不久的将来，外科物联网的发展和人工智能的使用将进一步改善对机器人技能的客观评估。

2020年，我们机构建立了一个机器人手术培训课程。低年资外科医师作为手术助手具有丰富的经验，能独立完成低复杂度的机器人手术，但在腹腔镜结直肠手术方面的经验有限，因此进阶的机器人结直肠培训将从右结肠切除开始进行，最后才是直肠前切除术。有经验的高年资外科医师也从腹腔镜右半结肠切除开始向机器人手术过渡，在相当短的时间内便可进行直肠前切除术。自机器人结直肠项目推出以来，适应证发生了迅速转变，目前笔者所在机构大多数直肠癌低位前切除手术都是通过机器人完成的。除此之外，随着越来越多的证据表明机器人平台在直肠切除术中的优势，机器人培训对于结直肠外科医师来说至关重要。未来的结直肠外科医师可能会直接通过机器人学习如何进行直肠前切除术，而无须经历腹腔镜手术，这在前列腺切除术中已经成为现实。

参考文献

[1] Shaw RD, Eid MA, Bleicher J, et al. Current barriers in robotic surgery training for general surgery residents. J Surg Educ. 2022;79(3):606–13.

[2] Petz W, Spinoglio G, Choi GS, et al. Structured training and competence assessment in colorectal robotic surgery. Results of a consensus experts round table. Int J Med Robot. 2016;12(4):634–41.

[3] Waters PS, Flynn J, Larach JT, et al. Fellowship training in robotic colorectal surgery within the current hospital setting: an achievable goal? ANZ J Surg. 2021;91(11):2337–44.

[4] Soliman MK, Tammany AJ. Teaching and training surgeons in robotic colorectal surgery. Clin Colon Rectal Surg. 2021;34(5):280–5.

[5] AlJamal YN, Baloul MS, Mathis KL, et al. Evaluating non-operative robotic skills in colorectal surgical training. J Surg Res. 2021;260:391–8.

[6] Eardley NJ, Matzel KE, Gómez Ruiz M, et al. European

Society of Coloproctology Colorectal Robotic Surgery Training for the Trainers Course – the first pilot experience. Color Dis. 2020;22(11):1741–8.

[7] Nasseri Y, Stettler I, Shen W, et al. Learning curve in robotic colorectal surgery. J Robot Surg. 2021;15(3):489–95.

[8] Wong SW, Crowe P. Factors affecting the learning curve in robotic colorectal surgery. J Robot Surg. 2022;16(6):1249–56.

[9] Bokhari MB, Patel CB, Ramos-Valadez DI, et al. Learning curve for robotic-assisted laparoscopic colorectal surgery. Surg Endosc. 2011;25(3):855–60.

[10] Shaw DD, Wright M, Taylor L, et al. Robotic colorectal surgery learning curve and case complexity. J Laparoendosc Adv Surg Tech A. 2018;28(10):1163–8.

[11] Park EJ, Kim CW, Cho MS, et al. Multidimensional analyses of the learning curve of robotic low anterior resection for rectal cancer: 3-phase learning process comparison. Surg Endosc. 2014;28(10):2821–31.

[12] de'Angelis N, Lizzi V, Azoulay D, Brunetti F. Robotic versus laparoscopic right colectomy for colon cancer: analysis of the initial simultaneous learning curve of a surgical fellow. J Laparoendosc Adv Surg Tech A. 2016;26(11):882–92.

[13] Flynn J, Larach JT, Kong JCH, et al. The learning curve in robotic colorectal surgery compared with laparoscopic colorectal surgery: a systematic review. Color Dis. 2021;23(11):2806–20.

[14] Guend H, Widmar M, Patel S, et al. Developing a robotic colorectal cancer surgery program: understanding institutional and individual learning curves. Surg Endosc. 2017;31(7):2820–8.

[15] Formisano G, Esposito S, Coratti F, et al. Structured training program in colorectal surgery: the robotic surgeon as a new paradigm. Minerva Chir. 2019;74(2):170–5.

[16] Ferraro L, Formisano G, Salaj A, et al. Robotic right colectomy with complete mesocolic excision: senior versus junior surgeon, a case-matched retrospective analysis. Int J Med Robot. 2022;18(3):e2383.

[17] Wong SW, Ang ZH, Crowe P. The learning curve to attain surgical competency in robotic colorectal surgery. ANZ J Surg. 2022;92(5):1117–24.

[18] Harji D, Houston F, Burke J, et al. The current status of robotic colorectal surgery training programmes. J Robot Surg. 2023;17(2):251–63.

[19] Institute for Surgical Excellence. Fundamentals of robotic surgery (FRS). https://www.surgicalexcellence. org/ fundamentals-of-robotic-surgery-frs. Accessed 3 Feb 2023.

[20] Gomez Ruiz M, Tou S, Matzel KE. Setting a benchmark in surgical training – robotic training under the European School of Coloproctology, ESCP. Colorectal Dis. 2019;21(4):489–90.

[21] Shellito AD, Kapadia S, Kaji AH, et al. Current status of robotic surgery in colorectal residency training programs. Surg Endosc. 2022;36(1):307–13.

[22] Intuitive Surgical. da Vinci SimNow Library. https://www. intuitive.com/en-us/products-and-services/da-vinci/ education/simnow/library. Accessed 3 Feb 2023.

[23] Tou S, Gómez Ruiz M, Gallagher AG, et al. European expert consensus on a structured approach to training robotic-assisted low anterior resection using performance metrics. Color Dis. 2020;22(12):2232–42.

[24] Panteleimonitis S, Popeskou S, Aradaib M, et al. Implementation of robotic rectal surgery training programme: importance of standardisation and structured training. Langenbeck's Arch Surg. 2018;403(6):749–60.

[25] Intuitive Surgical. My intuitive. https://www.intuitive.com/ en-us/products-and-services/my-intuitive. Accessed 3 Feb 2023.

[26] Corrigan N, Marshall H, Croft J, et al. Exploring and adjusting for potential learning effects in ROLARR: a randomised controlled trial comparing robotic-assisted vs. standard laparoscopic surgery for rectal cancer resection. Trials. 2018;19(1):339.

（译者：王哲学　白峻阁　姜得地　刘正）

第4章
机器人结直肠癌手术的费用

Alessandra Marano and Felice Borghi

4.1 介绍

机器人手术自2000年达芬奇手术系统（Intuitive Surgical Inc.，Sunnyvale，USA）推出以来就备受欢迎，代表了外科实践和微创手术的一场革命。由于众所周知的技术改进，机器人系统正在被广泛用于包含结直肠手术在内的各种治疗中。多项研究已表明，就机器人手术在结直肠手术中的安全性和有效性而言，机器人技术相对于其他传统方法（如腹腔镜或开腹式手术）有显著优势。因此，从理论上讲，机器人手术系统的技术优势使其能够在结直肠手术微创手术中占有一席之地。然而，人们也对使用这项新技术表达了一些担忧，特别是关于其与预期中较高的成本及真实临床经济效益的问题。本章旨在分析使用达芬奇手术系统进行结直肠手术的当前成本。

4.2 前期考虑

美国直觉外科公司是大多数机器人手术器械的供应商，因此机器人结直肠手术的成本主要是根据市场上的达芬奇手术系统来评估的。然而，在深入讨论前，我们需要先考虑以下几点：

- 在2000年，美国食品药品监督管理局批准了达芬奇手术系统用于通用的腹腔镜手术。目前，达芬奇手术系统是全球安装数量最多的机器人手术平台，共有7135个系统。美国直觉外科公司通过直接销售团队在美国、欧洲（除西班牙、葡萄牙、意大利、希腊和大多数东欧国家外）、中国、日本、韩国和印度销售其产品。

  在分析机器人手术成本时，机器人系统在各个国家的分销差异（直接差异和间接差异）本身就是第一个限制因素。

- 当医院考虑购买机器人系统时，精确评估总成

A. Marano (✉)
Emergency General Surgery Unit, General and Specialist Surgery Department, A.O.U. Città della Salute e della Scienza di Torino, Turin, Italy
e-mail: alessandra.marano@hotmail.com

F. Borghi
Oncologic Surgery Unit, Candiolo Cancer Institute, FPO-IRCCS, Candiolo (Turin), Italy
e-mail: felice.borghi@ircc.it

© The Author(s) 2024
G. Ceccarelli, A. Coratti (eds.), *Robotic Surgery of Colon and Rectum*, Updates in Surgery, https://doi.org/10.1007/978-3-031-33020-9_4

本（CoO）应成为技术采购方程的一个组成部分。CoO评估应包括所有相关的固定成本和变动成本。

- 固定成本包括实施成本和维护成本。目前，达芬奇有5个可用版本，平均销售价格为147万美元，年均服务合同成本为15.4万美元。此外，达芬奇手术系统的购买方式灵活多样，包括分期付款和租赁等。

- 可变成本包括达芬奇手术和非达芬奇手术；根据患者手术时间而定的手术室时间，分为从切开至缝合时间和患者在手术室的时间；手术室人员成本；住院费用，包括在重症监护室和普通病房的住院时间、再次手术费用和术后管理的费用；外科医师学习曲线。此外，器械的使用和外科医师对器械的偏好也是影响成本和相关变量的另一个因素。

医院使用各种方法来进行机器人成本核算，这使得跨医院准确评估CoO变得困难。

- 卫生技术评估用于临床新技术的引入。经济评估不仅应考虑固定成本和可变成本，还应考虑与患者治疗相关的各个方面，如住院时间、并发症、再次入院或肿瘤学结果等。到目前为止，成本效益分析（CEA）和成本效用分析（CUA）是国际卫生技术机构最常用的经济评估框架。

目前，只有少数研究对机器人结直肠手术进行了完整的经济评估。理论上严谨的观察性研究是有用的，这种研究应该用于探索机器人结直肠手术的发展、探索和评估以检验与患者临床相关的重要结果，而非设备数据测量。

- 机器人的使用和相关住院费用的报销情况直接受到卫生保健体系的影响。自1978年以来，意大利拥有全民国家医疗保健系统（NHS）。1992年意大利引入了一种基于诊断相关组（DRG）分类的前瞻性医院酬金制度，对意大利全民国家医疗保健系统进行了改革。2011年，意大利引入了新的It-DRG，其中包括了意大利特有的程序和干预

分类（CIPI），旨在减少意大利全民国家医疗保健系统的成本。至今，尽管在提议的新CIPI中至少有30种手术被归类为机器人辅助手术，但这些腹腔镜手术或机器人手术的费用并没有差异。目前，只有Lombardy，Tuscany和Veneto3个州发现两者存在显著差异而批准对机器人手术进行额外补偿。

国家、个人或公共部门之间的差异使得评估成本数据变得复杂。相比于腹腔镜手术，机器人手术一般会增加成本但不会增加收入。

4.3 机器人结肠手术的成本

基于已发表文献的模型分析，最近一项评估开腹式、腹腔镜和机器人结肠切除术成本效益的研究发现，相比于开腹式手术，腹腔镜和机器人结肠切除术会导致"质量调整生命年"（QALY，一种衡量医疗干预效果的指标，通过将生命年数与生活质量相结合，以评估治疗效果和资源分配）更长，成本更低，这与之前的另一项研究结果一致。作者强调，由于美国仍有超过50%的结肠切除术采用开腹式手术，这个研究结果提供了一个可以在全美国范围内提高结肠切除术价值的重要机会。这种考虑可能也适用于意大利。根据意大利国家结果项目（Programma Nazionale Esiti，PNE）的记录，2015—2020年的所有结肠切除术中有46.6%采用了腹腔镜手术，住院时间中位数为7天。

目前，尽管根据成本效益研究的传统标准，机器人结肠切除术尚未显示出成本效益。但其在术后生活质量（QoL）、一次性耗材成本、住院时间、停工时间及疝发生率等方面优于腹腔镜手术。然而，尚不清楚所有机器人手术是否都能获得此类显著的改善。

除了一项研究之外，其余针对腹腔镜和机器人进行的右半结肠切除术的成本分析研究显示，机器

人右半结肠切除术的手术操作时间、总手术室时间和医院成本更高，尽管这些结果的差异都不显著。这些结果与先前的一项Meta分析结果一致。

目前，鉴于可能增加额外成本，机器人右半结肠切除术并未显示任何明显的临床优势。这种手术应仅在具备相应临床资质并且已实施标准化手术程序的大型医疗中心进行。

4.4　机器人直肠手术的成本

机器人直肠手术的成本比腹腔镜手术更高，尤其是在资本投入、折旧、固定支出和手术时间方面。

最近发表的两篇论文报道了一些有趣的发现。一项针对机器人与腹腔镜进行直肠切除术成本效益分析的单中心研究首次显示，机器人组的患者生活质量明显提高。Simian等最近从社会和医保体系的角度研究了开腹式、腹腔镜和机器人直肠切除术的成本效益。该研究的一个重要发现是，开腹式手术比两种微创技术的成本效益更低。意大利约有50%的直肠癌手术仍然采用开腹式手术的方法，因此应该增加采用微创手术方法的比例。

如果在手术成本（如手术时间和一次性耗材使用）、住院时间和工作休假时间等方面能体现出成本优势，机器人直肠切除术便可能具备成本效益。在社会参数模型中，如果将机器人手术的一次性耗材成本降低400美元，或机器人手术的平均持续时间缩短20min，则可能使机器人直肠切除术具有更优的成本效益。

最近，中国的一项试验首次报道，机器人手术进行中低位直肠癌切除要比腹腔镜手术更具有肿瘤学质量优势。机器人组的总住院费用明显更高，但术后费用则明显更低，这可能与术后的低发病率有关。

未来机器人手术的研究应该着眼于对已有的更重要的功能性结果进行准确评估。然而，在直肠癌手术中，特别重要的是对手术相关成本有正确的认识，最主要的成本驱动因素仍是肿瘤学结果和门诊工作/随访治疗，而不是手术方式。

然而，在直肠癌手术中，将手术相关费用纳入考虑因素尤为重要，不应只把肿瘤和门诊检查/随访治疗作为主要成本驱动因素。

4.5　机器人结直肠手术如何变得具有成本效益

我们可以采取以下几方面来降低可变成本：
- 在多学科大容量中心使用机器人平台可以降低每个手术的额外成本，并可能有助于获得机器人仪器采购成本的折扣。
- 外科医师的经验和程序标准化（技术、手术时间和团队绩效指标）可以减少每次手术中使用的一次性耗材和手术时间。此外，自2021年初以来，机器人设备的改进使得每种设备的使用次数可延长至18次，而设备价格保持不变。
- 对于机器人直肠癌手术，降低开腹式手术中转率、相关并发症发生率和缩短住院时间（与ERAS实施有关）可以减少住院费用。

由于机器人手术在改善和提高外科技术方面具有相当大的潜力，因此有能力的医疗机构应该优先考虑进行通过机器人技术改善患者治疗效果的相关研究，而不是单纯地考虑成本控制

最后，机器人手术的市场正在不断扩大。在当前的垄断体系之外，还有几种机器人平台正在进入市场。这种竞争将对机器人技术的成本效益产生何种影响，目前尚待确定。

参考文献

[1] Marohn MR, Hanly EJ. Twenty-first century surgery using twenty-first century technology: surgical robotics. Curr Surg. 2004;61(5):466−73.

[2] Prete FP, Pezzolla A, Prete F, et al. Robotic versus laparoscopic minimally invasive surgery for rectal cancer: a systematic review and meta-analysis of randomized controlled trials. Ann Surg. 2018;267(6):1034−46.

[3] Ricciardi R, Goldstone RN, Francone T, et al. Healthcare resource utilization after surgical treatment of cancer: value of minimally invasive surgery. Surg Endosc. 2022;36(10):7549−50.

[4] Feng Q, Yuan W, Li T, et al. Robotic versus laparoscopic surgery for middle and low rectal cancer (REAL): short-term outcomes of a multicentre randomised controlled trial. Lancet Gastroenterol Hepatol. 2022;7(11):991−1004.

[5] Muaddi H, Hafid ME, Choi WJ, et al. Clinical outcomes of robotic surgery compared to conventional surgical approaches (laparoscopic or open): a systematic overview of reviews. Ann Surg. 2021;273(3):467−73.

[6] Intuitive Surgical. Intuitive announces first quarter earnings. April 21, 2022. https://isrg.intuitive. com/node/19016/pdf. Accessed 10 Feb 2023.

[7] Intuitive Surgical. Annual report 2021. https://isrg. intuitive.com/static-files/704322bf-cb0d-4ed1-954c-8eb46a070f70. Accessed 10 Feb 2023.

[8] Feldstein J, Schwander B, Roberts M, Coussons H. Cost of ownership assessment for a da Vinci robot based on US real-world data. Int J Med Robot. 2019;15(5):e2023.

[9] Bai F, Li M, Han J, et al. More work is needed on cost-utility analyses of robotic-assisted surgery. J Evid Based Med. 2022;15(2):77−96.

[10] Turchetti G, Palla I, Pierotti F, Cuschieri A. Economic evaluation of da Vinci-assisted robotic surgery: a systematic review. Surg Endosc. 2012;26(3):598−606.

[11] Morelli L, Guadagni S, Lorenzoni V, et al. Robot-assisted versus laparoscopic rectal resection for cancer in a single surgeon's experience: a cost analysis covering the initial 50 robotic cases with the da Vinci Si. Int J Color Dis. 2016;31(9):1639−48.

[12] Morelli L, Di Franco G, Lorenzoni V, et al. Structured cost analysis of robotic TME resection for rectal cancer: a comparison between the da Vinci Si and Xi in a single surgeon's experience. Surg Endosc. 2019;33(6):1858−69.

[13] Simianu VV, Gaertner WB, Kuntz K, et al. Cost-effectiveness evaluation of laparoscopic versus robotic minimally invasive colectomy. Ann Surg. 2020;272(2):334−41.

[14] Quijano Y, Nuñez-Alfonsel J, Ielpo B, et al. Robotic versus laparoscopic surgery for rectal cancer: a comparative cost-effectiveness study. Tech Coloproctol. 2020;24(3):247−54.

[15] Simianu VV, Curran T, Gaertner WB, et al. A cost-effectiveness evaluation of surgical approaches to proctectomy. J Gastrointest Surg. 2021;25(6):1512−23.

[16] Ferri V, Quijano Y, Nuñez J, et al. Robotic-assisted right colectomy versus laparoscopic approach: case-matched study and cost-effectiveness analysis. J Robot Surg. 2021;15(1):115−23.

[17] McCulloch P, Feinberg J, Philippou Y, et al. Progress in clinical research in surgery and IDEAL. Lancet. 2018;392(10141):88−94.

[18] Nonis M, Bertinato L, Arcangeli L, et al. The evolution of DRG system in Italy: the It-DRG project. Eur J Pub Health. 2018;28(suppl_4):440−1.

[19] Arcangeli L, Banchelli F, Bertinato L, et al. Progetto It.DRG: stato dell'arte. Rapporti ISTISAN 18/12. Istituto Superiore di Sanità; 2019. https://www.reteclassificazioni.it/upload/news/1544450686.pdf. Accessed 10 Feb 2023.

[20] Chiu CC, Hsu WT, Choi JJ, et al. Comparison of outcome and cost between the open, laparoscopic, and robotic surgical treatments for colon cancer: a propensity score-matched analysis using nationwide hospital record database. Surg Endosc. 2019;33(11):3757−65.

[21] Programma Nazionale Esiti (edizione 2022). Intervento chirurgico per tumore maligno−colon: interventi in laparoscopia [Italian National Healthcare Outcomes Programme (2022 edition). Surgery for malignant tumor−colon: laparoscopic procedures]. https://pne.agenas.it/risultati/tipo5/intr_struasl5_HC.php?ind=86&tipo=5&area=6. Accessed 3 Feb 2023.

[22] Hopkins MB, Hawkins AT, Tiwari V, et al. Is newer always better? Comparing cost and short-term outcomes between laparoscopic and robotic right hemicolectomy. Surg Endosc. 2022;36(5):2879−85.

[23] Merola G, Sciuto A, Pirozzi F, et al. Is robotic right colectomy economically sustainable? A multicentre retrospective comparative study and cost analysis. Surg Endosc. 2020;34(9):4041−7.

[24] Ahmadi N, Mor I, Warner R. Comparison of outcome and costs of robotic and laparoscopic right hemicolectomies. J Robot Surg. 2022;16(2):429−36.

[25] Solaini L, Bazzocchi F, Cavaliere D, et al. Robotic versus laparoscopic right colectomy: an updated systematic review and meta-analysis. Surg Endosc. 2018;32(3):1104−10.

[26] Hancock KJ, Klimberg VS, Nunez-Lopez O, et al. Optimizing outcomes in colorectal surgery: cost and clinical analysis of robotic versus laparoscopic approaches to colon resection. J Robot Surg. 2022;16(1):107−12.

[27] Kim CW, Baik SH, Roh YH, et al. Cost-effectiveness of robotic surgery for rectal cancer focusing on short-term outcomes: a propensity score-matching analysis. Medicine (Baltimore). 2015;94(22):e823.

[28] Jayne D, Pigazzi A, Marshall H, et al. Effect of robotic-

assisted vs conventional laparoscopic surgery on risk of conversion to open laparotomy among patients undergoing resection for rectal cancer: the ROLARR randomized clinical trial. JAMA. 2017;318(16):1569−80.

[29] Chen ST, Wu MC, Hsu TC, et al. Comparison of outcome and cost among open, laparoscopic, and robotic surgical treatments for rectal cancer: a propensity score matched analysis of nationwide inpatient sample data. J Surg Oncol. 2018;117(3):497−505.

[30] Ezeokoli EU, Hilli R, Wasvary HJ. Index cost comparison of laparoscopic vs robotic surgery in colon and rectal cancer resection: a retrospective financial investigation of surgical methodology innovation at a single institution. Tech Coloproctol. 2022;27(1):63−8.

[31] Programma Nazionale Esiti (edizione 2022). Intervento chirurgico per tumore maligno − retto: interventi in laparoscopia [Italian National Healthcare Outcomes Programme (2022 edition). Surgery for malignant tumor−rectum: laparoscopic procedures]. https://pne.agenas.it/risultati/tipo5/intr_struasl5_HC.php?ind=87&tipo=5&area=6. Accessed 3 Feb 2023.

[32] Grass F, Merchea A, Mathis KL, et al. Cost drivers of locally advanced rectal cancer treatment—an analysis of a leading healthcare insurer. J Surg Oncol. 2021;123(4):1023−9.

[33] Patel S, Rovers MM, Sedelaar MJP, et al. How can robot-assisted surgery provide value for money? BMJ Surg Interv Health Technol. 2021;3(1):e000042.

[34] Di Franco G, Lorenzoni V, Palmeri M, et al. Robot-assisted pancreatoduodenectomy with the da Vinci Xi: can the costs of advanced technology be offset by clinical advantages? A case-matched cost analysis versus open approach. Surg Endosc. 2022;36(6):4417−28.

[35] Cleary RK, Mullard AJ, Ferraro J, Regenbogen SE. The cost of conversion in robotic and laparoscopic colorectal surgery. Surg Endosc. 2018;32(3):1515−24.

[36] Gomolin A, Gotlieb W, Lau S, et al. Mandate to evaluate robotic surgery implementation: a 12-year retrospective analysis of impact and future implications. J Robot Surg. 2022;16(4):783−8.

[37] Peters BS, Armijo PR, Krause C, et al. Review of emerging surgical robotic technology. Surg Endosc. 2018;32(4):1636−55.

（译者：吴德庆 林蔚婷）

第二部分

结肠癌

第5章
机器人右半结肠切除术，中间入路

Francesco Guerra, Giuseppe Giuliani, Lorenzo De Franco,
Michele Di Marino, and Andrea Coratti

5.1 背景

越来越多的证据显示了机器人辅助手术在微创右半结肠切除中的优势，尽管缺乏高质量的研究支持，但与传统腹腔镜右半结肠切除相比，机器人手术在中转率、腔内吻合率和术后住院时间等指标上具有明显优势。下面我们将详细讨论完全机器人右半结肠根治切除术及腔内吻合的相关问题，所用机器人为含4个机械臂的达芬奇Xi（da Vinci Xi，Intuitive Surgical，Sunnyvale，CA）。

5.2 设备、患者体位和手术室设置

推荐的主要设备如下：
- 30° 腔镜。
- 有孔双极抓钳。
- 单极剪刀。
- 大持针器。
- 血管闭合器（可选）。
- 机器人集成或腹腔镜用直线切割闭合器。

患者处于仰卧位，头低脚高（10°～15°），同时向左侧倾斜10°～15°。床边助手医师站在患者左侧。通过左侧季肋部小切口使用Veress气腹针建立气腹，并置入10～12mm的腹腔镜用戳卡（L1），另按图5.1所示，进一步置入4个8mm的机器人戳卡（R1～R4）。机械臂戳卡布置通常沿一斜线，根据腹壁形状和腹腔内解剖会有适当调整。进入腹腔后先行全腹腔探查，以便确认术前诊断的正确性（如肿瘤的位置）和排除可能发生的非靶器官病变。将小肠沿系膜根部向左侧翻起，置于患者腹腔左上腹部，暴露末端回肠和升结肠。将大网膜和横结肠翻向头侧和左侧，大部分患者通过菲薄的系膜窗可以观察到十二指肠水平部和降部交界处。

将机器人设备放置于患者左侧，从R4戳卡孔置入单极剪刀，用于组织游离；有孔双极抓钳和尖头抓钳分别通过R2和R1戳卡孔置入；R3用于置入

补充信息：
视频详见 https://doi.org/10.1007/978-3-031-33020-9_5.

F. Guerra (✉) · G. Giuliani · L. De Franco · M. Di Marino · A. Coratti
Department of General and Emergency Surgery, Azienda USL Toscana Sud Est, Misericordia
Hospital and School of Robotic Surgery, Grosseto, Italy
e-mail: guerra.francesco@mail.com; giu.giuliani86@gmail.com; lorenzog.defranco@gmail.
com; m.dimarino78@gmail.com; corattian@gmail.com

© The Author(s) 2024
G. Ceccarelli, A. Coratti (eds.), *Robotic Surgery of Colon and Rectum*, Updates
in Surgery, https://doi.org/10.1007/978-3-031-33020-9_5

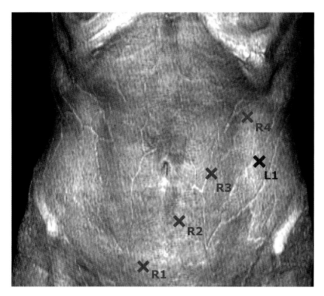

图5.1　孔道设置。当使用机器人–腔镜混用切割闭合器时，一个专用的15mm机器人孔道被放置在R4处

腹腔镜的镜头。床边助手医师通过腹腔戳卡进出纱布、缝线、冲洗或吸引。

5.3　手术过程

利用尖头抓钳牵拉回盲部，暴露回结肠血管，使之具有一定张力。沿中间打开腹膜形成腹膜窗，下方的泌尿生殖脏器的Gerota筋膜完整，沿着Toldt筋膜的解剖平面由内向外游离。沿着这个胚胎发育间隙游离，可以完整精确地将右半结肠和结肠系膜从后腹膜结构上剥离。继续游离层面支暴露十二指肠，此处须注意走行于十二指肠前方。此时回结肠血管根部和肠系膜上静脉完整显露，于回结肠动脉近端用Hemolock夹夹闭并离断。

随后，仔细分离回结肠静脉和肠系膜上静脉，为全结肠系膜切除做准备。之后于回结肠静脉根部用Hemolock夹闭后离断（视频5.1）。通过尖头抓钳将切开的结肠系膜窗小心轻柔地向头侧牵拉，游离平面推进至右侧结肠旁沟，打开升结肠与侧腹壁的附着。裁剪末端回肠系膜后，使用装有60mm白色钉仓的切割闭合器横断末端回肠。裁剪回肠系膜

时，系膜中的血管分支利用Heomolock夹夹闭离断即可。

继续向头侧游离，穿过Fredet融合筋膜，显露十二指肠曲和胰腺头部。此处的游离应为钝性分离，配合使用微小的能量器械，避免热损伤。如果存在右结肠动静脉，此时可以夹闭后离断。右结肠动脉经常向前穿行，而右结肠静脉则从肠系膜上静脉侧方穿出或者Henle干斜向穿出（视频5.1）。此时继续向上分离即可将肝曲游离下来，但是多数病例从头侧游离肝曲相对更容易一些。向尾侧牵拉横结肠及其系膜，离断胃结肠韧带进入小网膜囊。通常情况下，床旁助手医师协助牵拉横结肠及其系膜，而尖头抓钳牵拉胃大弯侧，从而形成张力以利于离断胃结肠韧带。辨认并保留胃网膜右血管弓，R2的抓钳向尾侧牵拉近端横结肠，R4的分离钳从内侧向外侧分离横结肠系膜和胃系膜。继续向外侧游离，离断肝结肠韧带，与之前游离的结肠后平面汇合，完全松解结肠肝曲。游离完结肠系膜，下一步就是辨认和处理结肠中血管的右支。处理结肠中血管时，根据患者的情况，可采取结肠上的头侧入路或者结肠下的中间入路。作者更倾向从头侧入路的小网膜囊辨认和离断结肠中血管的右侧分支，此入路可以更好地观察整个横结肠系膜和胰腺下缘。分别夹闭离断结肠中动脉和静脉。裁剪横结肠系膜的剩余部分，并在预定的横断部位切除大网膜，将右侧大网膜包括在切除范围内。利用60mm的蓝色钉仓内镜切割闭合器横断横结肠。

于侧腹壁完全游离回结肠和升结肠，整个结肠完整地与周围组织分离。将结肠置于右上腹肝脏表面，以便后续结肠的取出。

消化道重建利用60mm切割闭合器进行逆蠕动的侧侧吻合，手工缝合关闭共同切口。首先利用3-0缝线于回肠和结肠末端缝合1针，使两个肠管末端靠近，注意避免肠管扭转。此缝线可用第3个机械臂牵拉以帮助对齐两个吻合末端，如视频5.2所示。利用单极剪刀于两个肠管末端对系膜缘打开

一小口。60mm蓝钉仓的直线切割闭合器从两小口处置入，激发闭合。移除切割闭合器后，检查吻合线是否完整和是否有出血。关闭共同开口，肠管内层采用3-0倒刺线行连续lembert缝合（视频5.2）。外层再行3-0缝线间断lembert缝合，缝合浆肌层加固吻合口。将大网膜覆盖于吻合口和右侧的系膜裂孔，可以避免发生内疝和吻合口漏。取下腹部的Pfannenstiel切口，置入塑料切口保护套后，取出结肠。最后仔细检查腹腔，确认止血后，用大量生理盐水冲洗。放置腹腔引流管为非常规操作，仅用于腹腔感染或有脓肿的患者。小心放掉腹腔内气体，拔除戳卡，关闭小切口。

参照接受机器人右半结肠切除术患者的标准疗程，患者术后应立即下床活动。术后第1天拔除膀胱导尿管，患者可开始进食半固体饮食，并在可以耐受的情况下逐渐增加。通常情况下，患者在术后第3天或第4天即可出院。

参考文献

[1] Clarke EM, Rahme J, Larach T, et al. Robotic versus laparoscopic right hemicolectomy: a retrospective cohort study of the Binational Colorectal Cancer Database. J Robot Surg. 2022;16(4):927–33.

[2] Dohrn N, Klein MF, Gögenur I. Robotic versus laparoscopic right colectomy for colon cancer: a nationwide cohort study. Int J Color Dis. 2021;36(10):2147–58.

[3] Genova P, Pantuso G, Cipolla C, et al. Laparoscopic versus robotic right colectomy with extra-corporeal or intracorporeal anastomosis: a systematic review and meta-analysis. Langenbeck's Arch Surg. 2021;406(5):1317–39.

（译者：宋建宁 姚宏伟）

第6章
机器人右半结肠切除术："尾侧至头侧"入路

Giampaolo Formisano, Adelona Salaj, Luca Ferraro, Francesco Toti, Giulia Di Raimondo, Simona Giuratrabocchetta, and Paolo Pietro Bianchi

6.1 简介

微创手术在结肠癌术后的短期疗效方面的优势已得到大家的认可，它在长期疗效方面也同样表现出色。

近几十年来，外科手术技术的进步主要是由机器人手术平台的开发和引入推动的，其有望克服传统腹腔镜的局限性，扩大微创结直肠肿瘤切除术的应用范围，同时缩短其学习曲线。

在右半结肠切除术中讨论最多和最具争议的问题仍然是肿瘤切除的范围（全结肠系膜切除与标准切除）和吻合口的重建方式（腔内与腔外）。

全结肠系膜切除术（Complete Mesocolic Excision，CME）的原则为中央血管根部的结扎离断和沿肠系膜上血管的淋巴结清扫，这可能会增加手术难度，尤其在处理右半结肠癌及其相关的胰周区高度变异的血管时。

此外，传统腹腔镜手术在吻合口重建的选择（体内或体外）方面尚未达成一致，尽管文献中支持体内吻合（技术要求更高）的证据不断增多。

在此，我们将介绍使用达芬奇Xi机器人平台（Intuitive Surgical，Sunnyvale，CA，USA）进行右半结肠切除术的手术技术，包括CME、体内吻合和自下而上的淋巴结清扫的方法。

6.2 患者体位、手术室布局和戳卡分布

患者采取仰卧位，双上肢紧贴体侧，双腿并拢。在Palmer点使用Veress针建立气腹，然后在左髂骨上方10～15cm处置入12mm戳卡作为助手操作孔；在耻骨联合上方3～4cm处沿横向排列插入4个戳卡（3个8mm的和1个12mm的）。戳卡分布如图6.1所示。

补充信息：
线上信息详见 https://doi.org/10.1007/978-3-031-33020-9_6.

G. Formisano (✉) · A. Salaj · L. Ferraro · F. Toti · G. Di Raimondo · S. Giuratrabocchetta ·
P. P. Bianchi
ASST Santi Paolo e Carlo, Division of Minimally-Invasive and Robotic Surgery, Department
of Health Sciences, University of Milan, Milan, Italy
e-mail: giampaolo.formisano@unimi.it; adelona.87@gmail.com; lucaferraro.md@gmail.com;
ftoti27@gmail.com; giulia.diraimondo@unimi.it; simonagiura@live.it;
bianchippt@gmail.com

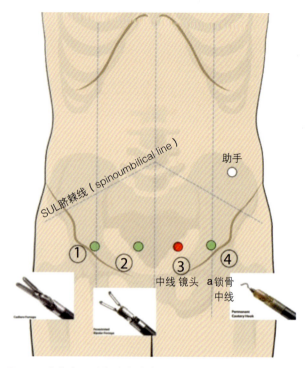

图6.1 达芬奇Xi系统戳卡分布
①Cadiere钳；②双极钳；③镜头；④单极钩

手术台调整为头低脚高位置，略微倾斜（5°～10°），向左倾斜（5°～10°）。机器人位于患者的右侧，镜头定位于横结肠中间位置。Cadiere钳、双极钳和单极钩（根据手术外科医师的偏好可以使用单极剪刀）分别安装在机械臂1（R1）、机械臂2（R2）和机械臂4（R4）上。镜头安装在机械臂3（R3）上。如有必要，可将镜头安装在R2上，以便在自下而上的第一步解剖中更好地显示肠系膜根血管/肠系膜上血管。

6.3 手术技术

术者用R4孔中的机器人器械与助手协作，充分暴露回盲部和末端回肠系膜根部，沿着末端回肠系膜与后腹膜的"黄白交界线"切第一刀。游离回盲部后，继续向头侧分离右结肠系膜与Gerota筋膜，拓展Toldt间隙，注意保持前后筋膜的完整性，遵循全结肠系膜切除的原则；十二指肠和胰头，以及内侧的肠系膜上血管轴在解剖上容易解剖显露。

应尽量向内侧游离至肠系膜上血管轴的后外侧，从而最大限度地发挥该手术入路在中央淋巴结清扫中的潜在优势。在十二指肠水平段上方放置纱布作为标记；最后将盲肠和末端回肠重新移至右侧髂窝。

根据手术不同步骤的需要，Cadiere钳可用于牵引横结肠系膜或回结肠血管（图6.2）。当牵拉和暴露回结肠血管时，助手可以用器械提起横结肠系膜根部，充分显露整个肠系膜上血管轴。

术者通过R1孔用Cadiere钳提起回结肠血管蒂，助手将横结肠向头侧提起。切开回结肠血管蒂下方的系膜，进入Toldt间隙。显露肠系膜上静脉和肠系膜上动脉，完成中央组淋巴结的清扫。

分别在根部解剖离断回结肠血管（图6.3）、右结肠血管（如果存在）和右结肠上静脉/中结肠静脉/副静脉（该区域常见的变异血管），前提是要充分显露胰头，Henle干支和其分支（双分支或三分支、胃网膜右静脉、胰十二指肠上前静脉、右结肠上静脉）（图6.4和图6.5）。胃网膜血管/肠系膜的辨认可以通过结肠系膜上入路进入小网膜囊，放置纱布来作标志。机器人施夹器通常通过R4孔来使用。考虑到助手的技能和机器人施夹器非最佳的角度，也可以使用普通的腹腔镜施夹器。横结肠系膜由助手向尾侧牵拉，大网膜由R1的Cadiere钳提起并离断；从中间进入小网膜囊。

对于盲肠癌和升结肠癌，确定结肠中动脉主干后，只需离断结肠中动脉的右支。对于升结肠近肝曲癌、横结肠近肝曲癌和横结肠中段癌，需要在结肠中动脉的根部离断，进行扩大右半结肠切除术。此外，在处理这些部位的局部进展期肿瘤时，建议进入小网膜囊，进行保留胃网膜右血管的淋巴结清扫术。

横结肠系膜根部和中远端横结肠的正面可视化是该手术入路的另一个潜在优势。与传统的从中央到外侧的手术入路相比，它更容易暴露血管，并且在扩大右半结肠切除术中更容易完成腔内吻合。

完成结肠肝曲和升结肠的游离。用安装在R4

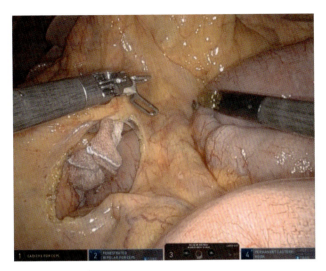

图6.2　回结肠血管和横结肠系膜的暴露和牵拉

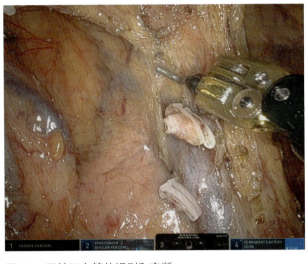

图6.3　回结肠血管的识别和离断

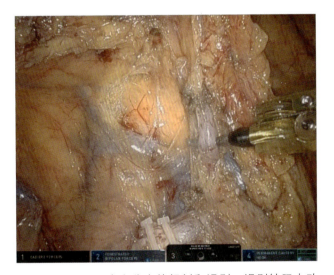

图6.4　Henle干支和分支的解剖和识别。识别结肠中动脉，并在其根部解剖游离

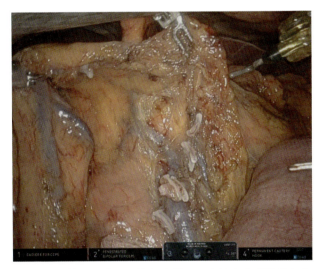

图6.5　血管完全处理后的最终展示。在扩大右半结肠切除术中，结肠中动脉需在其根部结扎离断

孔上的达芬奇大血管闭合器（Intuitive Surgical，Sunnyvale，CA，USA）分别离断横结肠系膜和末端回肠系膜。

用机器人专用切割闭合器（60 mm蓝钉；SureForm 60，Intuitive Surgical，Sunnyvale，CA，USA）分别离断小肠和横结肠。10 mg吲哚菁绿（ICG）静脉内给药，用ICG荧光成像系统评估回肠和结肠残端的血供情况。再用机器人专用切割闭合器（60 mm蓝钉；SureForm 60，Intuitive Surgical，Sunnyvale，CA，USA）进行回肠横结肠

侧侧吻合。然后将R1中的Cadiere钳替换为机器人专用持针器，用可吸收倒刺线（V-Loc，Covidien）对吻合口进行手工连续双层缝合加固。未常规关闭肠系膜裂孔。传统的60 mm腔镜下切割闭合器也可用于肠离断和腔内吻合。

切离下的组织先在腹腔内用标本袋装好，然后在耻骨联合上方两个8 mm戳卡孔之间取一个小切口取出。腔内吻合的优点是对小肠系膜和横结肠系膜牵拉较小，吻合口扭转的可能性不大，并且可以选择标本取出位置（根据患者既往腹部手术史）。腔

内吻合是有优势的，尤其是对肠系膜短而厚的肥胖患者。

取出标本后，重新建立气腹，对手术区域进行最后检查。常规不放置引流管。

6.4　结论

机器人右半结肠切除术（全结肠系膜切除和"尾侧至头侧"入路）可以提供高质量的手术标本和完整的结肠系膜，从而有可能实现安全的扩大淋巴结清扫术。正在进行的多中心前瞻性研究将会提供更多的高质量临床证据。

参考文献

[1] Green BL, Marshall HC, Collinson F, et al. Long-term follow-up of the Medical Research Council CLASICC trial of conventional versus laparoscopically assisted resection in colorectal cancer. Br J Surg. 2013;100(1):75–82.

[2] Colon Cancer Laparoscopic or Open Resection Study Group, Buunen M, Veldkamp R, Hop WC, et al. Survival after laparoscopic surgery versus open surgery for colon cancer: long-term outcome of a randomised clinical trial. Lancet Oncol. 2009;10(1):44–52.

[3] Clinical Outcomes of Surgical Therapy Study Group, Nelson H, Sargent DJ, Wieand HS, et al. A comparison of laparoscopically assisted and open colectomy for colon cancer. N Engl J Med. 2004;350(20):2050–9.

[4] Bhama AR, Obias V, Welch KB, et al. A comparison of laparoscopic and robotic colorectal surgery outcomes using the American College of Surgeons National Surgical Quality Improvement Program (ACS NSQIP) database. Surg Endosc. 2016;30(4):1576–84.

[5] Tam MS, Kaoutzanis C, Mullard AJ, et al. A population-based study comparing laparoscopic and robotic outcomes in colorectal surgery. Surg Endosc. 2016;30(2):455–63.

[6] Al-Mazrou AM, Chiuzan C, Kiran RP. The robotic approach significantly reduces length of stay after colectomy: a propensity score-matched analysis. Int J Color Dis. 2017;32(10):1415–21.

[7] Altieri MS, Yang J, Telem DA, et al. Robotic approaches may offer benefit in colorectal procedures, more controversial in other areas: a review of 168,248 cases. Surg Endosc. 2015;30(3):925–33.

[8] Al-Temimi MH, Chandrasekaran B, Agapian J, et al. Robotic versus laparoscopic elective colectomy for left side diverticulitis: a propensity score-matched analysis of the NSQIP database. Int J Color Dis. 2019;34(8):1385–92.

[9] Hohenberger W, Weber K, Matzel K, et al. Standardized surgery for colonic cancer: complete mesocolic excision and central ligation–technical notes and outcome. Color Dis. 2009;11(4):354–64; discussion 364–5.

[10] He Z, Yang C, Diao D, et al. Anatomic patterns and clinical significance of gastrocolic trunk of Henlé in laparoscopic right colectomy for colon cancer: Results of the HeLaRC trial. Int J Surg. 2022;104:106718.

[11] Trastulli S, Coratti A, Guarino S, et al. Robotic right colectomy with intracorporeal anastomosis compared with laparoscopic right colectomy with extracorporeal and intracorporeal anastomosis: a retrospective multicentre study. Surg Endosc. 2015;29(6):1512–21.

[12] Selznick S, Levy J, Bogdan RM, et al. Laparoscopic right colectomies with intracorporeal compared to extracorporeal anastomotic techniques are associated with reduced post-operative incisional hernias. Surg Endosc. 2023;37(7):5500–8.

（译者：刘东宁　李太原）

第7章
全结肠系膜切除和中心血管结扎的机器人右半结肠切除术及扩大右半结肠切除术

Graziano Ceccarelli, Walter Bugiantella, Lorenzo Mariani, Fabio Rondelli, Brian Tian, Federica Arteritano, and Michele De Rosa

7.1 简介

据统计，Ⅱ-Ⅲ期结肠癌患者在接受右半结肠切除术后的复发率约为10%，较高的复发率可能与术前被低估的淋巴结转移状态相关。因此，Hohenberger将Heald提出的全直肠系膜切除理念应用于右半结肠癌的治疗中，制定了完整结肠系膜切除（Complete Mesocolic Excision，CME）和中心血管结扎（Central Vascular Ligation，CVL）的标准化手术流程，并改善了肿瘤学预后。目前，CME与CVL技术已广泛应用于微创手术，但对术者操作来说仍是一个挑战。手术机器人系统在结肠癌领域的推广和运用，为突破传统腹腔镜的局限提供了替代方案。

7.2 手术操作与指征

标准化右半结肠切除术实施的关键在于层面优先、血管导向和充分理解筋膜间隙。CME强调沿Gerota筋膜、Toldt筋膜与Fredet筋膜锐性分离，而CVL则强调沿肠系膜上血管的前壁进行精细分离。以上操作的重点是在肠系膜上动脉分支（包括回结肠动脉、右结肠动脉、Henle干，以及中结肠动脉或中结肠右动脉）的高位结扎（根部离断分支血

补充信息：
视频详见 https://doi.org/10.1007/978-3-031-33020-9_7.

G. Ceccarelli (✉) · W. Bugiantella · L. Mariani · F. Arteritano · M. De Rosa
General and Robotic Surgery Unit, San Giovanni Battista Hospital, Foligno (Perugia), Italy
e-mail: g.cecca2003@libero.it; dr.bugiantella@gmail.com; lorenzo.mariani@uslumbria2.it; federica.arteritano@uslumbria2.it; michele.derosa@nhs.net

F. Rondelli
General and Specialized Surgery Unit, Santa Maria Hospital, Terni, Italy
e-mail: rondellif@hotmail.com

B. Tian
General Surgery Department, Singapore General Hospital, Singapore, Singapore
e-mail: briananthonytian@gmail.com

管），以达到彻底清扫胰头下缘和胃网膜弓淋巴结的目的，见图7.1（a）。此外，肿瘤的位置对术中肠段的切除范围和淋巴结清扫范围至关重要，见图7.1（b）。由于缺少高级别临床证据支持，CME的手术指征仍存在争议。对于升结肠、结肠肝曲和横结肠近端的结肠癌，实施CME的获益已成共识。同时，对于术前CT评估局部淋巴结阳性的年轻患者或肿瘤低分化的患者，实施标准化的CME可提供良好预后。

7.3 右半结肠的血管变异

2015年，日本的国家临床数据库报道了右半结肠切除的围术期死亡率为1.3%，高于直肠切除术的0.3%，其首要原因就是血管损伤。因此，外科医师必须熟悉右半结肠的血管解剖变异，避免造成大出血或医源性损伤，尤其对于刚接触右半结肠切除术的外科医师。

对于右半结肠癌患者，术中均可解剖发现回结肠动脉和中结肠动脉，但右结肠动脉变异较大，直接从肠系膜上动脉发出的右结肠动脉约占

30%。Henlen干位于横结肠后间隙，分离出Henle干是右半结肠癌CME手术的关键。Helen干存在诸多解剖变异，可收集来自结肠、胃、网膜和胰腺的静脉血液，最终汇入肠系膜上静脉（Superior Mesenteric Vein，SMV）。而Helen干与结肠中动脉组成了CME的切除边界，Hohenberger将此区域称为易出血区域（bleeding point）。据统计，腹腔镜右半结肠切除术中3%～9.2%的患者出现术中明显出血，1%～2%的患者转开腹手术。

7.4 全结肠系膜切除和中心血管结扎的机器人右半结肠切除手术

相较于传统的开腹手术或腹腔镜下右半结肠切除手术，机器人右半结肠切除术在手术细节上存在诸多变化，下面对3种常用的入路进行介绍。

7.4.1 中间入路（由内向外/肠系膜上静脉入路）

中间入路是目前临床中应用最广泛的入路，戳卡布局和机械臂布置可参考视频7.1和第5章的内容。第一步，向上牵拉结肠系膜，同时反向牵拉

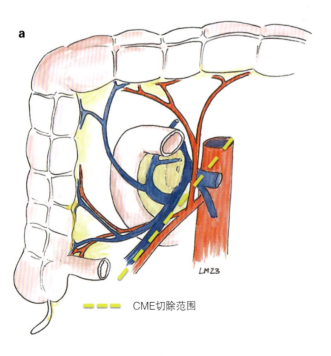

a

- - - CME切除范围

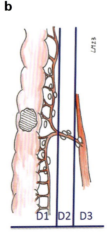

b

图7.1 （a）（b）全结肠切除（CME）的概念：肠系膜上血管根部的中央血管结扎（详见正文）

下方的回结肠，可看到回盲部腹侧回结肠血管下方横弧形自然皱折（为小肠系膜根部投影线），沿皱褶切开壁腹膜显露肠系膜动静脉。第二步，使用单极和双极能量器械，沿Gerota筋膜、Toldt筋膜和Fredet筋膜之间的解剖平面，从内向外，整块切除淋巴和脂肪组织，并从根部离断回肠动静脉。随后，沿肠系膜上血管向上分离，解剖并切断Henle干的副右结肠静脉和结肠中血管右支，再使用直线切割吻合器切断近端横结肠（建议游离缘为10cm）。

根据肿瘤的位置决定是否保留结肠中动脉左支，剩余肠段的血供可使用吲哚菁绿（ICG）荧光成像系统评估，最后进行体内的侧侧吻合。对于肥胖患者，应用术中超声或ICG示踪有助于识别重要血管（图7.2）（视频7.1）。

7.4.2 头侧入路（自上而下/头尾相接技术）

头侧入路是专门为扩大右半结肠切除术而提出的，强调对胃结肠干和中结肠血管的早期识别。该入路首先解剖胃结肠韧带，辨认胃结肠干的标志性

位置——胃网膜右静脉。然后沿SMV向下，向回结肠动静脉进行分离。头侧入路可以预防或减少对横结肠系膜根部血管的损伤。但该入路的缺点在于术中需要对机器人进行两次对接：第一次对接以30°反向屈式体位（Trendelenburg位）进行；第二次对接以30°屈式体位进行。

7.4.3 尾侧/外周入路（自下而上入路）

由Petz教授提出的尾侧入路推荐在最新的第四代达芬奇Xi系统上应用（详见第6章）。该入路于耻骨上布置4枚戳卡（4个操作孔基本沿一直线排列，自耻骨联合上方4～5cm至左肋弓下缘与左锁骨中线交点），并在耻骨上方3～5cm的水平线上，外加一个12mm戳卡作为辅助孔。患者呈25°屈式体位略微向左侧倾斜，以利于CME中肠系膜上动静脉的显露，以及在结肠后操作中提供良好术野。该入路的操作以右半结肠外侧的腹膜作为手术解剖起始的操作切开点及指引点，其首先切开位于盲肠侧韧带，以及右结肠旁沟处的腹膜与结肠系膜形成的"黄白交界线"，由下而上进行分离，进入

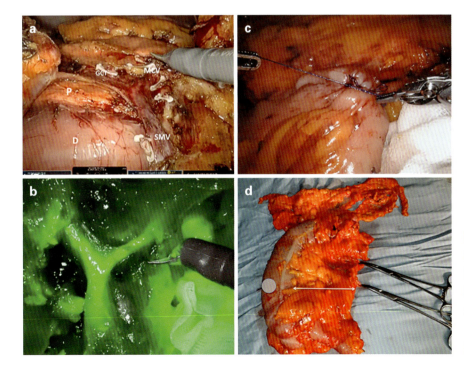

图7.2 （a）完成全结肠系膜切除时的术野（D：十二指肠；P：胰腺；SMV：肠系膜上静脉；GCT：胃结肠干；MCV：结肠中血管）；（b）术中应用吲哚菁绿识别结肠中血管；（c）腔内吻合术；（d）"中结肠平面"的大体标本

右结肠后间隙，然后沿着此间隙由外向内完整游离整个右半结肠及其系膜，然后再解剖并结扎右半结肠的各个动静脉，最后切除右半结肠预切范围的肠管。尾侧入路利于保护筋膜的完整性，避免了对回结肠血管的过度牵拉，从而减少医源性血管损伤的风险，特别是肥胖患者。手术标本经腹直肌辅助小切口取出。与传统的中间入路相比，尾侧入路可显著提升淋巴结检出数量（中位淋巴结检出数量为40 vs. 16，$P<0.001$）

7.5 全结肠系膜切除术与吲哚菁绿示踪

吲哚菁绿示踪技术可为术中识别区域淋巴结提供便利。通常在手术前一天，通过肠镜在肿瘤周围的黏膜下注射ICG。术中在Firefly模式下，可清晰显示原发性肿瘤与淋巴引流的情况。Petz教授的研究也证实了ICG技术在CME中识别淋巴结的高准确率。结果显示，在50例患者中，有17例患者（34%）通过ICG技术识别出非常规解剖引流的淋巴结。但ICG技术也存在缺点，如手术前一天需安排肠镜检查，以及需要进行肠道准备等。

7.6 全结肠系膜切除术的标本质量

目前，对于CME标本的完整性和质量评价仍未达成共识。参考直肠癌的TME原则，West教授提出根据结肠系膜的完整性对标本进行分级。通过观察大体标本图片，作者将标本分为以下3个等级：

- A级：结肠系膜完整。
- B级：结肠系膜有明显缺损/不连续，但未达到固有肌层。
- C级：结肠系膜缺损达到固有肌层。

此外，Benz教授也提出了基于结肠系膜完整性的四分类手术标本分级标准。同时，外科医师需向病理医师分享术中情况，这是提高病理报告质量的重要举措。

7.7 机器人全结肠系膜切除术的研究进展

无论开腹手术还是腹腔镜手术，CME操作会明显增加手术时间，在机器人手术中，还需额外的时间来布置机械臂和体位对接。Spinoglio教授的研究结果也证实了这一点，机器人右半结肠切除术的平均手术时长显著高于腹腔镜手术（279min vs. 236min，$P<0.01$）。同时，研究发现新近机器人系统与早期系统相比，在手术时长上具有明显优势，提示学习曲线对手术时长的影响。另一项研究证实，初学者在经过30~40例手术操作后，术者的手术时长显著下降。

肠梗阻是CME术后住院时间延长的常见原因，这可能与肠系膜上动脉伴行的神经损伤相关。而体外吻合术通过更少地游离横结肠，有助于减少术后肠梗阻的发生。据研究统计，对比机器人CME和腹腔镜CME，患者更偏好应用体外吻合技术（86.8% vs. 20.0%），两组在术后住院时间上无明显差异，并且研究显示机器人组的中转开腹率显著低于腹腔镜组的中转开腹率（0% vs. 6.9%，$P=0.01$），因此部分学者更推崇应用机器人手术系统实施CME。

对比传统右半结肠切除术，CME的实施未额外增加吻合口漏等术后并发症的发生风险。CME术中通过保护肠系膜上动脉周围的神经与淋巴组织，很少发生大血管损伤和乳糜漏。对于肥胖患者，在手术中应用超声探测可进一步减少血管损伤。严格执行标准化的CME步骤可极大提升手术的安全性，Spinoglio等报道患者在机器人手术后均未发生并发症，该团队使用Pfannenstiel切口取出标本，术后1年内患者均未出现切口疝。

7.8 全结肠系膜切除中淋巴结的检出

现有指南推荐，为准确判断患者的病理分期，术后的淋巴结检出量不得低于12枚。中央结肠淋巴结转移是影响局部复发的重要因素，也是患者预后的独立危险因素，该组淋巴结的转移率为1%～22%。而CME通过完整切除结肠系膜，可清扫较多的淋巴结。在一项针对横结肠全结肠系膜切除术的研究中显示，机器人组和腹腔镜组的平均淋巴结获取量分别为（46.1±22.2）个vs.（39.1±17.8）个。Wong等进一步发现，CME中淋巴结获取量超过28枚，这与较好的预后相关，提示更多的淋巴结检出率提升了术后分期的准确性，由于分期迁移效应（Stage Migration Effect），更多患者被给予规范的辅助治疗，因而得到良好预后。

对比传统的切除方式，CME可显著提升特定患者的临床预后，降低局部复发率，特别是Ⅲ期结肠癌伴近端淋巴结转移的患者，实施CME可显著增加患者的无病生存期（Disease-Free Survival，DFS）和疾病特异性生存期（Disease-Specific Survival，DSS）。相关文献也证实了这一点，De Simoni等通过Meta分析发现CME组的DFS呈上升趋势。在手术方式的选择上，机器人系统展现出一定的优势，但尚未达到统计学差异。Spinoglio等报道了右半结肠切除术后的五年总生存率，机器人组为77%，腹腔镜组为73%（P=0.64）；在DFS数据上，机器人组为85%，腹腔镜组为83%（P=0.58）。

7.9 扩大右半结肠切除术治疗横结肠右半部癌

位于结肠肝曲和横结肠的结肠癌分别占整体的3%和5%，位于此处的结肠癌更容易发生中结肠和胃结肠淋巴结转移。在这些情况下采用腹腔镜方法具有挑战性，而机器人手术器械具有独特的腕结构，操作更灵活，可进行更为精细的操作，因此更适合在狭小空间内的手术。对于结肠肝曲和横结肠的结肠癌患者，需扩大淋巴结清扫范围，包括幽门下淋巴结（第206组淋巴结）和胃大弯侧淋巴结（第204组淋巴结），而这些淋巴结位于肿瘤

10～15cm以远处。第206组淋巴结指胃网膜右动脉根部到胃大弯第一分支与胰十二指肠上前静脉和胃网膜右静脉汇合区域的淋巴结，而第204组淋巴结被定义为胃网膜右动脉第一分支至远端的胃大弯侧淋巴结。临床研究证实，约有2%的肝曲结肠癌发生了幽门下淋巴结转移，建议该组淋巴结可疑转移时，要进行术中清扫。但扩大淋巴结清扫术，常伴随较高的术后胃瘫发生率。

机器人扩大右半结肠切除术推荐使用中间入路，其打孔位置与标准右半结肠切除联合CME略有不同，镜头孔位于脐左下方3～4cm处，3个机械臂操作孔分别位于左锁骨中线肋缘下7～8cm、正中线耻骨联合上方6～8cm及右侧麦氏点处，辅助孔位于左锁骨中线外侧，须距离镜头孔8cm以上。

许多临床研究探讨了机器人横结肠癌根治术的手术细节，其中仅有少量研究注重术中CME的实施。在一项机器人和腹腔镜CME的对照研究中，研究人员报道了机器人组的中转开腹率、术后吻合口漏率、肠梗阻的发生率和二次手术率占优，同时，机器人组体外吻合占比更大，并且淋巴结检出数量更多，利于术后精准分期。而腹腔镜组在手术时长和出血量上具有优势。

7.10 结语

与传统右半结肠癌切除术相比，联合实施CME和CVL的远期肿瘤学获益仍未得到明确证实。同时，对CME的定义、适应证、标准手术步骤和并发症，学术界仍未达成共识。在右半结肠癌切除术，特别是扩大切除术中应用腹腔镜技术仍具有挑战，且学习时间较长，而机器人手术系统不但可以提供更精准的手术操作，学习曲线也相对较短，特别对于肥胖患者，术中操作优势明显。关于机器人辅助CME的优势，仍需开展前瞻性、大队列的RCT研究，并进行长期随访观察，以提供高级别的临床证据支持。

参考文献

[1] Sjovall A, Granath F, Cedermark B, et al. Locoregional recurrence from colon cancer: a population-based study. Ann Surg Oncol. 2007;14:432-40.

[2] Hohenberger W, Weber K, Matzel K, et al. Standardized surgery for colonic cancer: complete mesocolic excision and central ligation – technical notes and outcome. Color Dis. 2009;11:354-64; discussion 364-5.

[3] Søndenaa K, Quirke P, Sugihara K, et al. The rationale behind complete mesocolic excision (CME) and a central vascular ligation for colon cancer in open and laparoscopic surgery: proceedings of a consensus conference. Int J Color Dis. 2014;29:419-28.

[4] West NP, Kobayashi H, Takahashi K, et al. Understanding optimal colonic cancer surgery: comparison of Japanese D3 resection and European complete mesocolic excision with central vascular ligation. J Clin Oncol. 2012;30(15):1763-9.

[5] Siddiqi N, Stefan S, Jootun R, et al. Robotic complete mesocolic excision (CME) is a safe and feasible option for right colonic cancers: short and midterm results from a single-centre experience. Surg Endosc. 2021;35(12):6873-81.

[6] Kakeji Y, Udagawa H, Unno M, et al. Annual report of national clinical database in gastroenterological surgery 2015. Jpn J Gastroenterol Surg. 2017;50(2):166-76.

[7] Alsabilah J, Kim WR, Kim NK. Vascular structures of the right colon: incidence and variations with their clinical implications. Scand J Surg. 2017;106(2):107-15.

[8] Marcello PW, Roberts PL, Rusin LC, et al. Vascular pedicle ligation techniques during laparoscopic colectomy: a prospective randomized trial. Surg Endosc. 2006;20(2):263-9.

[9] Matsuda T, Iwasaki T, Sumi Y, et al. Laparoscopic complete mesocolic excision for right-sided colon cancer using a cranial approach: anatomical and embryological consideration. Int J Color Dis. 2017;32(1):139-41.

[10] Aghayeva A, Baca B, Atasoy D, et al. Robotic complete mesocolic excision for splenic flexure of colon cancer. Dis Colon Rectum. 2016;59(11):1098.

[11] Otero-Piñeiro A, Bravo R, Besa A, et al. Robotic right hemicolectomy with D3 lymphadenectomy, complete mesocolon excision and intracorporeal anastomosis – a video vignette. Color Dis. 2020;22(11):1809-10.

[12] Hamzaoglu I, Ozben V, Sapci I, et al. "Top down no-touch" technique in robotic complete mesocolic excision for extended right hemicolectomy with intracorporeal anastomosis. Tech Coloproctol. 2018;22(8):607-11.

[13] Petz W, Ribero D, Bertani E, et al. Robotic right colectomy with complete mesocolic excision: bottom-to-up suprapubic approach – a video vignette. Color Dis. 2017;19(8):788-9.

[14] Schulte Am Esch J, Iosivan SI, Steinfurth F, et al. A standardized suprapubic bottom-to-up approach in robotic right colectomy: technical and oncological advances for complete mesocolic excision (CME). BMC Surg. 2019;19(1):72.

[15] Spinoglio G, Marano A, Bianchi PP, et al. Robotic right colectomy with modified complete mesocolic excision: long-term oncologic outcomes. Ann Surg Oncol. 2016;23(Suppl 5):684-91.

[16] West NP, Hohenberger W, Weber K, et al. Complete mesocolic excision with central vascular ligation produces an oncologically superior specimen compared with standard surgery for carcinoma of the colon. J Clin Oncol. 2010;28(2):272-8.

[17] Benz S, Tannapfel A, Tam Y, et al. Proposal of a new classification system for complete mesocolic excison in right-sided colon cancer. Tech Coloproctol. 2019;23(3):251-7.

[18] Spinoglio G, Petz W, Borin S, et al. Robotic right colectomy with complete mesocolic excision and indocyanine green guidance. Minerva Chir. 2019;74(2):165-9.

[19] Ozben V, de Muijnck C, Esen E, et al. Is robotic complete mesocolic excision feasible for transverse colon cancer? J Laparoendosc Adv Surg Tech A. 2018;28(12):1443-50.

[20] De Simoni O, Barina A, Sommariva A, et al. Complete mesocolic excision versus conventional hemicolectomy in patients with right colon cancer: a systematic review and meta-analysis. Int J Color Dis. 2021;36(5):881-92.

[21] Vogel JD, Eskicioglu C, Weiser MR, et al. The American Society of Colon and Rectal Surgeons Clinical Practice Guidelines for the treatment of colon cancer. Dis Colon Rectum. 2017;60(10):999-1017.

[22] Bertelsen CA, Neuenschwander AU, Jansen JE, et al. 5-year outcome after complete mesocolic excision for right-sided colon cancer: a population-based cohort study. Lancet Oncol. 2019;20(11):1556-65.

[23] West NP. Complete mesocolic excision for colon cancer: is now the time for a change in practice. Lancet Oncol. 2019;20(11):1474-6.

[24] Wong SL. Lymph node counts and survival rates after resection for colon and rectal cancer. Gastrointest Cancer Res. 2009;3(2 Suppl):S33-5.

[25] Merkel S, Weber K, Matzel KE, et al. Prognosis of patients with colonic carcinoma before, during and after implementation of complete mesocolic excision. Br J Surg. 2016;103(9):1220-9.

[26] Bertelsen CA, Neuenschwander AU, Jansen JE, et al. Disease-free survival after complete mesocolic excision compared with conventional colon cancer surgery: a retrospective, population-based study. Lancet Oncol. 2015;16(2):161-8.

[27] Toyota S, Ohta H, Anazawa S. Rationale for extent of lymph node dissection for right colon cancer. Dis Colon Rectum. 1995;38(7):705−11.

[28] Ceccarelli G, Biancafarina A, Patriti A, et al. Laparoscopic resection with intracorporeal anastomosis for colon carcinoma located in the splenic flexure. Surg Endosc. 2010;24(7):1784−8.

[29] Jung KU, Park Y, Lee KY, Sohn SK. Robotic transverse colectomy for mid-transverse colon cancer: surgical techniques and oncologic outcomes. J Robot Surg. 2015;9(2):131−6.

[30] de'Angelis N, Alghamdi S, Renda A, et al. Initial experience of robotic versus laparoscopic colectomy for transverse colon cancer: a matched case-control study. World J Surg Oncol. 2015;13:295.

[31] Ozben V, de Muijnck C, Sengun B, et al. Robotic complete mesocolic excision for transverse colon cancer can be performed with a morbidity profile similar to that of conventional laparoscopic colectomy. Tech Coloproctol. 2020;24(10):1035−42.

（译者：辛城霖　杨鋆）

第8章
机器人辅助下结肠脾曲和横结肠切除术

Giuseppe Giuliani, Francesco Guerra, Gianluca Saccucci,
Michele Di Marino, and Andrea Coratti

8.1 背景

几项最为重要的随机对照研究已经从肿瘤学角度充分证实了腹腔镜技术在结肠癌切除手术中的可行性，但这些研究中囊括的结肠癌病例，并不包含结肠脾曲和横结肠癌。事实上，结肠脾曲和横结肠癌切除术在手术技术上有一定的难度，进而会对肿瘤学疗效产生影响。淋巴结清扫、血管切除和腔内吻合被认为是结肠脾曲和横结肠癌切除术中难度最大的步骤。

目前的文献证据显示，与传统开腹方法相比，采用微创方法进行结肠脾曲和横结肠癌切除术具有相同的肿瘤学疗效和更好的短期预后。此外，人们对使用机器人手术平台进行结肠癌切除术的兴趣日益浓厚。与传统的腹腔镜结肠癌切除术相比，采用机器人方法的腔内吻合率更高、平均清扫淋巴结数量更多，但平均手术时间更长。

在本章中，我们应用达芬奇Xi机器人（Intuitive Surgical Inc.，Sunnyvale，CA）平台来介绍全机器人下结肠脾曲和横结肠癌切除术的标准化技术。

8.2 机器人器械

推荐的主要设备如下：
- 30° 内镜。
- 双极电凝抓钳。
- 单极剪刀。
- 持针器。
- 双极血管闭合器（可选）。
- 辅助抓钳。

8.3 结肠脾曲癌切除术

8.3.1 患者体位、戳卡布局和手术室设置

患者取平卧位，双臂放置于身体两侧。在左侧季肋部Palmer点插入气腹针建立气腹，于右侧腹壁

补充信息：
视频详见 https://doi.org/10.1007/978-3-031-33020-9_8.

G. Giuliani (✉) · F. Guerra · G. Saccucci · M. Di Marino · A. Coratti
Department of General and Emergency Surgery, Azienda USL Toscana Sud Est, Misericordia
Hospital and School of Robotic Surgery, Grosseto, Italy
e-mail: giu.giuliani86@gmail.com; guerra.francesco@mail.com; gianlucasaccucci@gmail.
com; m.dimarino78@gmail.com; corattian@gmail.com

© The Author(s) 2024
G. Ceccarelli, A. Coratti (eds.), *Robotic Surgery of Colon and Rectum*, Updates
in Surgery, https://doi.org/10.1007/978-3-031-33020-9_8

使用12mm戳卡建立辅助孔进入腹腔。

在进行戳卡布局和机器人装置连接之前，需要先探查和定位病灶。然后沿着从右肋下到耻骨上的一条斜线放置4个8mm机器人戳卡，戳卡布局可根据具体腹部情况和腹腔内解剖结构进行调整。图8.1展示了戳卡布局，手术区域（手术器械可以操作的空间）为中结肠血管到肠系膜下动脉之间。如果存在腹腔粘连，则需在腹腔镜下先进行粘连部分松解，以便在直视下定位机器人戳卡；然后在机器人辅助下完全粘连松解。患者体位采取右倾（10°～15°）和头低足高位（Trendelenburg体位），以便暴露术野。在手术过程中，可根据手术步骤改变体位。术中首先将小肠牵引向右侧腹，横结肠和大网膜则向上腹部牵拉，暴露Treitz韧带和肠系膜下静脉的起始部。

使用达芬奇Xi系统进行手术，机器人手术操作平台放置在患者左侧，手术为全机器人单目标手术，助手医师和洗手护士站在患者右侧（图8.1）。辅助抓钳、双极电凝抓钳和单极剪刀/双极血管闭合器分别安装在机械臂1（R1）、机械臂2（R2）和机械臂4（R4）上。30°内镜则安装于机械臂3（R3）上，这样可将目标靶区定位在结肠脾曲。

8.3.2　手术操作

对于结肠脾曲癌切除术，我们采用头侧入路的方式。首先分离胃结肠韧带，打开胃网膜囊。用辅助抓钳（R1）提起胃结肠韧带，助手牵拉肠脂垂回拉横结肠。使用双极电凝抓钳（R2）和单极剪刀（R4）打开胃网膜囊。将辅助抓钳（R1）深入胃网膜囊以牵引网膜/胃后壁，进一步分离横结肠系膜与胃网膜，并以由内到外的方式完全游离横结肠。在此步骤中，使用双极血管闭合器（R4）有助于加快组织的解剖分离。特别是对于局部晚期癌症和年轻患者，我们会切除与结肠脾曲对应的更大范围的大网膜，并会清扫胃网膜左血管周围淋巴结。随后用辅助抓钳（R1）将横结肠提起，游离十二指肠–空肠夹角处来完全暴露肠系膜下静脉的起始部。然后在此处于胰腺下缘使用血管夹夹闭肠系膜下静脉并离断。助手保持将小肠祥阻挡在右侧腹腔。用双极电凝抓钳（R2）拉起肠系膜下静脉断端，切开其下的腹膜，进入Toldt间隙，沿Toldt间隙继续分离，由内到外，尽可能向外侧游离肠管。随后转而向下分离至肠系膜下动脉的起点，并进行淋巴结清扫。然后向左上游离裸化左结肠动脉，使用血管夹夹闭并离断。至此，在完成结肠外侧系膜游离后，左侧结肠系膜和结肠脾曲已被完整游离。

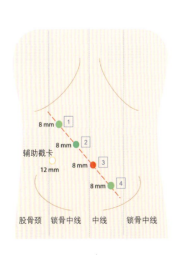

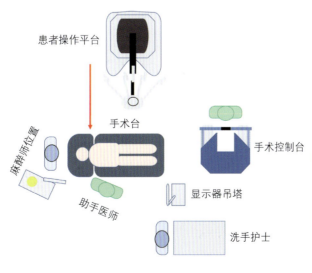

图8.1　结肠脾曲癌切除术。戳卡布局（左）：①辅助抓钳；②双极电凝抓钳；③30°下斜内镜；④单极剪刀/机器人吻合器。手术室设置（右）

最后离断脾结肠韧带和膈结肠韧带，与内侧间隙连通。从胰腺体下缘由内向外侧切开结肠系膜根部（图8.2）。仔细识别中结肠血管并进行淋巴结清扫，随后离断中结肠血管左支。用吲哚菁绿色荧光成像系统评估结肠血供后，裁剪横结肠系膜裸化肠壁，并用60mm腔镜吻合器离断肠管。消化道重建方法是在机器人辅助下进行手工端端吻合（视频8.1）。将持针器安装在机械臂R4上。为了获得更好的术野，在结肠的远、近残端缝合并保留缝线，由抓钳（R1）提起。从结肠后壁开始使用可吸收缝线间断缝合固定远、近结肠残端，然后使用单极剪刀（R4）敞开两边结肠残端的吻合线。从两个角开始，使用可吸收倒刺缝线连续性缝合结肠的后壁和前壁。使用倒刺可吸收缝线缝合浆肌层，加固肠吻合口，并用大网膜覆盖。拆卸机器人装置，在腹壁切口保护圈的帮助下，通过耻骨上横弧形切口（Pfannenstiel切口）取出标本。

8.4 横结肠癌切除术

8.4.1 患者体位、戳卡布局和手术室配置

患者取仰卧位、双臂放于身体两侧，双腿并拢。经左季肋区Palmer点，穿刺气腹针建立气腹。应用12mm戳卡从左侧腹部进入腹腔进行探查。在布置戳卡和对接机器人之前，首先进行腹腔镜探

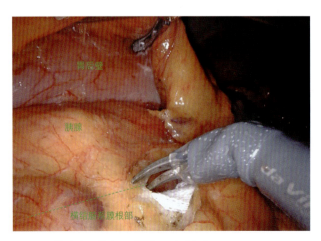

图8.2 从胰腺下缘切开横结肠系膜根部

查，确定病变位置和横结肠解剖结构。在耻骨联合上方4~5cm横向放置4个8mm戳卡，布局如图8.3所示。使用该种戳卡布局，手术区域（手术器械可以操作的空间）可以从右结肠拓展至左结肠。然后将患者置于头高足低位（反Trendelenburg体位），右倾10°~15°以暴露术野，机器人手术仓系统放置于患者右侧（图8.3）。使用达芬奇Xi系统进行机器人单目标手术，助手医师及刷手护士站在患者左侧。双极电凝抓钳、单极剪刀/血管闭合器和辅助抓钳分别安装在机械臂1（R1）、机械臂3（R3）和机械臂4（R4）上。机械臂2（R2）则用来进入30°内镜，目标靶区设置为横结肠中心。

8.4.2 手术过程

对于横结肠癌切除术，我们同样采取头侧入路的方式，切开胃结肠韧带，打开胃网膜囊。用辅助抓钳（R4）提起胃结肠韧带，助手经辅助戳卡回拉横结肠。使用双极电凝抓钳（R1）和单极剪刀（R3）打开胃网膜囊，将胃结肠韧带由内向外直到横结肠完全游离直至脾曲。在游离过程中，使用辅助抓钳（R4）持续牵拉网膜/胃后壁，并最终将横结肠系膜和胃后壁自网膜囊完全分离。在此过程中，双极血管闭合器（R3）有助于快速分离，特别是肥胖患者。如果胃结肠韧带解剖复杂，难以进入胃网膜囊，我们建议先游离结肠周围韧带，由外向内离断脾结肠韧带和肾结肠韧带直至完全游离结肠脾曲。根据肿瘤的位置和横结肠的长度，可以沿Toldt间隙松解降结肠近端。在横结肠系膜下放置纱布并上抬。此时，自外向内从胰尾部沿胰体部切开肠系膜根部（图8.2）。在这一步骤中，辅助抓钳（R4）向上牵拉胃后壁，助手将横结肠从上腹向右髂窝牵拉，使用双极电凝抓钳（R1）和单极剪刀/双极血管闭合器（R3）进行分离。然后继续向右侧分离，打开胃网膜囊，在Fredet平面和十二指肠前壁水平将横结肠系膜与胰腺分离。

识别确定起源于胰腺下缘下方的中结肠血管、

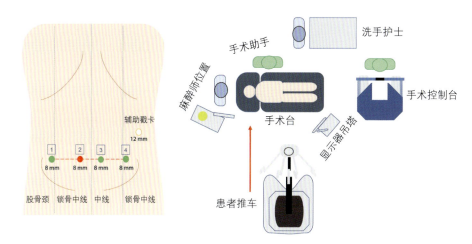

图8.3　横结肠癌切除术。戳卡布局（左）：①双极电凝抓钳；②30°下斜内镜；③单极剪刀/机器人闭合器；④辅助抓钳。手术室设置（右）

Henle干和胃网膜右血管。根据具体情况，可以在结肠上或结肠下间隙进行游离。离断中结肠血管。对胃网膜右血管进行淋巴结清扫。然后完全游离结肠肝区。用吲哚菁绿荧光成像系统进行肠管血供评估，裁剪横结肠系膜，裸化肠壁，用60mm腔镜闭合器离断肠管。消化道重建方式采用手工端端吻合，与结肠脾曲切除术的消化道重建相同（视频8.1）。拆卸机器人手术装置，将两个戳卡孔连接贯通延长为一耻骨上辅助切口，置入腹壁切口保护套并取出标本。

8.5　结论

　　相比于传统的开腹手术，微创手术治疗结肠脾曲和横结肠癌的肿瘤学效果相当好。腹腔镜方法对结直肠肿瘤切除术的技术要求很高，主要包括血管切除、淋巴结清扫和腔内吻合。机器人方法由于其固有的技术特点，似乎能增加淋巴结清扫数，降低中转开腹率，并利于进行腔内吻合。

参考文献

[1] Green BL, Marshall HC, Collinson F, et al. Long-term follow-up of the Medical Research Council CLASICC trial of conventional versus laparoscopically assisted resection in colorectal cancer. Br J Surg. 2013;100(1):75–82.

[2] Colon Cancer Laparoscopic or Open Resection Study Group, Buunen M, Veldkamp R, Hop WC, et al. Survival after laparoscopic surgery versus open surgery for colon cancer: long-term outcome of a randomised clinical trial. Lancet Oncol. 2009;10(1):44–52.

[3] Fleshman J, Sargent DJ, Green E, et al. Laparoscopic colectomy for cancer is not inferior to open surgery based on 5-year data from the COST Study Group trial. Ann Surg. 2007;246(4):655–62; discussion 662–4.

[4] Jamali FR, Soweid AM, Dimassi H, et al. Evaluating the degree of difficulty of laparoscopic colorectal surgery. Arch Surg. 2008;143(8):762–7; discussion 768.

[5] Milone M, Degiuli M, Velotti N, et al. Segmental transverse colectomy. Minimally invasive versus open approach: results from a multicenter collaborative study. Updates Surg. 2022;74(1):127–35.

[6] Horsey ML, Sparks AD, Lai D, et al. Surgical management of splenic flexure colon cancer: a retrospective propensity-matched study comparing open and minimally invasive approaches using the national cancer database. Int J Colorectal Dis. 2021;36(12):2739–47.

[7] Maertens V, Stefan S, Rutgers M, et al. Oncological outcomes of open, laparoscopic and robotic colectomy in patients with transverse colon cancer. Tech Coloproctol. 2022;26(10):821–30.

[8] Ozben V, de Muijnck C, Sengun B, et al. Robotic complete mesocolic excision for transverse colon cancer can be performed with a morbidity profile similar to that of conventional laparoscopic colectomy. Tech Coloproctol. 2020;24(10):1035–42.

[9] Ceccarelli G, Biancafarina A, Patriti A, et al. Laparoscopic resection with intracorporeal anastomosis for colon carcinoma located in the splenic flexure. Surg Endosc. 2010;24(7):1784–8.

（译者：汤庆超　王佳琦）

第9章
机器人左半结肠切除术

Wanda Luisa Petz

9.1 简介

尽管机器人结直肠手术主要用于直肠切除术和右半结肠切除术，但机器人平台相对于标准腹腔镜平台的技术优势（仪器术野的高清3D视觉、稳定的摄像头、人体工程学设计等）使其也可以用于左半结肠切除术。

文献中关于机器人左半结肠切除术的证据很少，主要涉及憩室病。2019年Al-Temini等报道了6776名患者接受腹腔镜左半结肠切除术，以及441名患者接受机器人左半结肠切除术的情况。研究显示，机器人组的手术时间较长，但中转为开腹手术的比例显著降低。Bastawrous等也观察到类似的结果。Beltzer等则报道了关于机器人或腹腔镜左半结肠切除术治疗憩室病后的类似临床结果，但机器人组中囊括了更多的复杂憩室炎、并发脓肿或复发的病例。总之，以上结果表明，机器人平台在复杂手术（如憩室炎手术）中可能降低微创手术操作的难度。在本章中，我们将重点关注使用达芬奇Xi平台对癌症患者进行机器人左半结肠切除术的技术层面的问题。

9.2 患者体位和机器人器械接入

患者处于仰卧位，手臂放在躯干旁边，双腿固定。保持轻微的Trendelenburg体位和向右倾斜，从回肠袢开始暴露手术区域（图9.1）。

手术首先从Palmer点插入气腹针以建立气腹，一旦腹内压力达到12mmHg，就从右侧插入辅助口（12mm观察戳卡）。

使用机器人相机通过该端口对腹腔进行初步探查，如果确认了肿瘤的位置和可切除性，则在直视下置入剩余的操作孔。

沿着左肋缘到右侧大转子依次连线置入4个8mm机器人戳卡，将这条线与中线相交的点作为摄像头戳卡的插入点（R2），其余戳孔置入间距为6～8cm。1号机器人戳卡（R1）位于R2的左侧，3号（R3）和4号机器人戳卡（R4）位于右侧（图

补充信息：
线上信息详见 https://doi.org/10.1007/978-3-031-33020-9_9。

W. L. Petz (✉)
Department of Digestive Surgery, European Institute of Oncology IRCCS, Milan, Italy
e-mail: wanda.petz@ieo.it

© The Author(s) 2024
G. Ceccarelli, A. Coratti (eds.), *Robotic Surgery of Colon and Rectum*, Updates
in Surgery, https://doi.org/10.1007/978-3-031-33020-9_9

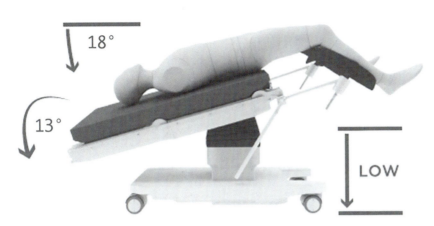

图9.1　患者体位

9.2）。

　　机器人仓放置在患者的左侧。R2连接到手臂，插入摄像头并定位于乙状结肠。完成定位后，R1、R3和R4置入戳卡；R1内插入双极镊子，R3内置入单极钩（或单极镊子），R4内置入Cadiere钳（或翻转抓紧器）。

9.3　左结肠系膜解剖

　　该手术的第一步是将左侧结肠系膜从腹膜后游

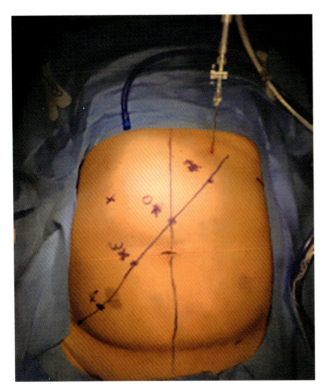

图9.2　戳卡的位置

离。R1中的双极钳和R4中的Cadiere钳在肠系膜下静脉（IMV）水平将结肠系膜提起，并在IMV下方切开腹膜，暴露结肠后平面。

　　辅助钳对腹膜后施加反牵引力，暴露解剖平面（图9.3）。使用单极电钩或剪刀进行解剖，从内侧到外侧直至结肠。

9.4　脾曲游离

　　从胰腺正前方切开横结肠系膜根部（图9.4）。双极钳向头侧提起横结肠系膜，Cadiere钳则提起降结肠系膜。助手用吸引器或抓钳帮助下压胰体。在IMV上方和左侧各5cm处切开系膜根部，从下方

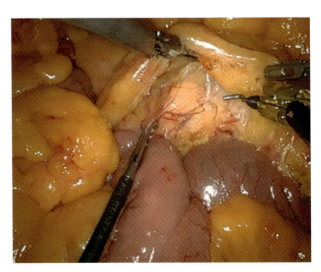

图9.3　从内侧到外侧解剖。R1中的双极钳和R4中的Cadiere钳提起降结肠系膜，辅助钳对腹膜后施加的牵引力以暴露解剖平面

进入小网膜囊。横结肠系膜根部与胰腺的完全分离对于充分游离脾曲至关重要。IMV游离夹闭后并切断。继续游离到达先前的由内到外的解剖层面，直至完全游离左侧结肠。最后，结肠韧带完成游离，脾曲完全松解。

9.5 肠系膜下动脉游离和淋巴结清扫

在骶岬水平切开腹膜，进入直肠系膜间隙。R4中的Cadiere钳将近端直肠向头侧提起，以暴露肠系膜下动脉（IMA）根部，辅助钳则牵引降结肠。R2中的双极钳抬起左侧结肠系膜，解剖IMA根部，清扫中央淋巴结，然后夹闭并离断IMA（图9.5）。

9.6 切除与吻合

游离直肠上段系膜，将R3臂中的8mm戳卡更换为12mm戳卡并置入直线型切割闭合器，在直肠上段进行切割离断。通常使用蓝色45mm或60mm钉仓进行切割；在体内离断IMV和IMA残端之间的结肠系膜，取出结肠。

选取耻骨上横切口，提出结肠。在离断近端结肠之前，静脉注射3mL吲哚菁绿与氯化钠的混合溶

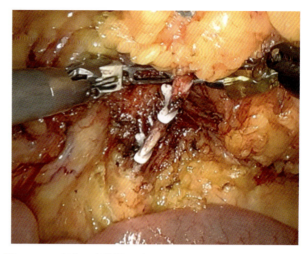

图9.5 肠系膜下动脉层面

液，将机器人相机的视觉模式从正常光切换到红外光来评估近端结肠残端的血供（图9.6）。这种视觉判断方式可以在体外使用，前提是将所有手术室灯关闭，并且在机器人摄像机上放置无菌手术布以尽可能降低环境光。

结肠近端离断后，将圆形吻合器的砧座置入近端结肠残端并通过荷包缝合线固定。在腹腔外进行手术的阶段，机器人仍保持连接状态。然后将结肠重新放入腹腔并关闭剖腹小切口。重新建立气腹，并在机器人引导下进行Knight-Griffen圆吻端端吻合术。

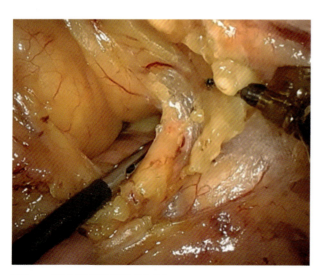

图9.4 横结肠系膜根部的切开

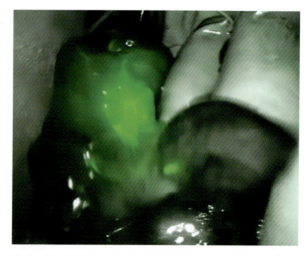

图9.6 吲哚菁绿注射和结肠灌注评估。离断前，近端结肠灌注的体外评估

参考文献

[1] Sheetz KH, Claflin J, Dimick JB. Trends in the adoption of robotic surgery for common surgical procedures. JAMA Netw Open. 2020;3(1):e1918911.

[2] Konstantinidis IT, Ituarte P, Woo Y, et al. Trends and outcomes of robotic surgery for gastrointestinal (GI) cancers in the USA: maintaining perioperative and oncologic safety. Surg Endosc. 2020;34(11):4932−42.

[3] Liu R, Liu Q, Wang Z. Worldwide diffusion of robotic approach in general surgery. Updates Surg. 2021;73(3):795−7.

[4] Jayne D, Pigazzi A, Marshall H, et al. Effect of robotic-assisted vs conventional laparoscopic surgery on risk of conversion to open laparotomy among patients undergoing resection for rectal cancer: The ROLARR randomized clinical trial. JAMA. 2017;318(16):1569−80.

[5] Park JS, Choi GS, Park SY, et al. Randomized clinical trial of robot-assisted versus standard laparoscopic right colectomy. Br J Surg. 2012;99(9):1219−26.

[6] Al-Temimi MH, Chandrasekaran B, Agapian J, et al. Robotic versus laparoscopic elective colectomy for left side diverticulitis: a propensity score−matched analysis of the NSQIP database. Int J Colorectal Dis. 2019;34(8):1385−92.

[7] Bastawrous AL, Landmann RG, Liu Y, et al. Incidence, associated risk factors, and impact of conversion to laparotomy in elective minimally invasive sigmoidectomy for diverticular disease. Surg Endosc. 2020;34(2):598−609.

[8] Beltzer C, Knoerzer L, Bachmann R, et al. Robotic versus laparoscopic sigmoid resection for diverticular disease: a single-center experience of 106 cases. J Laparoendosc Adv Surg Tech -A. 2019;29(11):1451−5.

[9] Watanabe T, Muro K, Ajioka Y, et al. Japanese Society for Cancer of the Colon and Rectum (JSCCR) guidelines 2016 for the treatment of colorectal cancer. Int J Clin Oncol. 2018;23(1):1−34.

（译者：饶全　宁势力）

第10章
保留神经的机器人全直肠系膜切除术

Walter Bugiantella, Michele De Rosa, Lorenzo Mariani, Fabio Rondelli, Stefano Scabini, and Graziano Ceccarelli

10.1 简介

相较于传统的开腹手术，腹腔镜结直肠手术后疼痛率和并发症的发生率更低、住院时间更短，患者能更快恢复日常活动，肿瘤预后结果也更好，在过去的30年里，俨然已成为结直肠良恶性疾病的标准手术。

腹腔镜直肠癌手术（全直肠系膜切除术，TME）对技术要求较高。因腹腔镜器械无法拐弯而导致的活动范围受限和术野狭小都可能降低腹腔镜操作的准确性，从而导致中转开腹手术率及肿瘤安全切缘阳性率升高。

机器人手术可以克服传统腹腔镜手术的局限性。机器人手术器械可进行多关节活动，术野稳定，手术姿势因符合人体工程学而更为舒适，特别是在术野狭窄和操作精度要求高的手术中，优势更加突出。过去的20年里已有许多研究证明机器人直肠手术的可行性、有效性和安全性，但仍缺乏高质量的研究证明其相对于开腹手术和传统腹腔镜手术具有术后优势。尽管迄今为止仅有的一项随机对照研究并未证实机器人直肠手术在降低腹腔镜中转开腹手术率的优势，但最近两项系统评价及荟萃分析结果表明，机器人直肠手术可以降低腹腔镜中转开腹手术率，并且在减少手术出血方面具有优势。此外，机器人直肠手术的肿瘤远期预后是否有优势仍有待证实。机器人直肠手术的成本比传统腹腔镜直肠手术费用更高，这是不容忽视的事实，一定程度上阻碍了其更广泛的使用。

补充信息：
视频详见 https://doi.org/10.1007/978-3-031-33020-9_10.

W. Bugiantella (✉) · M. De Rosa · L. Mariani · G. Ceccarelli
General and Robotic Surgery Unit, San Giovanni Battista Hospital, Foligno (Perugia), Italy
e-mail: dr.bugiantella@gmail.com; michele.derosa@nhs.net; lorenzo.mariani@uslumbria2.it;
g.cecca2003@libero.it

F. Rondelli
General and Specialized Surgery Unit, Santa Maria Hospital, Terni, Italy
e-mail: rondellif@hotmail.com

S. Scabini
General Surgery Unit, IRCCS Ospedale Policlinico San Martino, Genoa, Italy
e-mail: stefanoscabini@libero.it

G. Ceccarelli, A. Coratti (eds.), *Robotic Surgery of Colon and Rectum*, Updates
in Surgery, https://doi.org/10.1007/978-3-031-33020-9_10

10.2 机器人外科手术技术

由于科技进步带来的设备的不断更新，尤其是达芬奇手术系统的不断更新，机器人直肠手术的操作也在不断发生变化。

起初，由于第1代达芬奇手术系统装配困难且耗时，医师往往采用与腹腔镜联合的杂交方式进行直肠手术（如用腹腔镜进行脾曲游离）。近年来，新一代的达芬奇Si和Xi系统连接更快，装配更容易，机械臂活动范围更广，因此已有报道称某直肠手术中已全程使用机器人（视频10.1）。

10.2.1 患者体位和机械操作平台连接定位

患者取仰卧位，双腿外展置于可调节的马鞍形支架上并固定，确保患者头低足高位且侧倾时不会滑动。根据手术步骤（如TME手术时或脾曲松解时），将机器人手术仓置于患者左侧。建立气腹后，于双髂前上棘连线上方4cm连线上平行穿入4个8mm机械臂操作孔，各孔之间相距8cm以避免机械臂交叉磕碰。右侧腹穿入12mm操作孔。第一助手医师位于患者右侧。

10.2.2 手术步骤

主要手术步骤为3步，分别为脾曲游离松解、血管解剖游离和全直肠系膜切除（图10.1）。

10.2.2.1 脾曲游离解剖

外科医师的手术习惯不同，脾曲游离松解手术入路也不尽相同。通常情况下，患者取头高足低位，采用由中间向外侧游离的入路。首先寻找肠系膜下静脉起点，解剖Toldt-Gerota平面，提起横结肠后，在胰腺下缘与前缘交汇处切开横结肠系膜，进入胃后小网膜囊，沿胰腺下缘游离至脾曲，助手将脾曲牵向内侧，用R4游离胃结肠韧带，将脾曲松解。

其他入路还有头侧入路（自上而下，从切开胃结肠韧带，进入小网膜囊开始）、侧方入路（从降结肠外侧切开Toldt筋膜开始）和尾侧入路（自下而上，从胰腺下缘开始）。脾曲游离松解也可以是手术的最后一步。其主要目的是实现无张力吻合，这一步也可以不做或者只做脾曲的部分松解（视频10.1）。

10.2.2.2 血管游离解剖

肠系膜下动脉（IMA）的游离解剖可以在完成脾曲游离松解后进行，也可以在机械臂重新连接定位，准备进行TME后进行。在后者情况下，先提起乙状结肠，于骶骨岬水平切开结肠系膜，进入无血管的骶前筋膜平面，识别并保护腹下神经。直肠上动脉是个解剖标志，识别肠系膜下动脉根部，清扫IMA根部周围淋巴结，距根部1～2cm用Hemolok夹

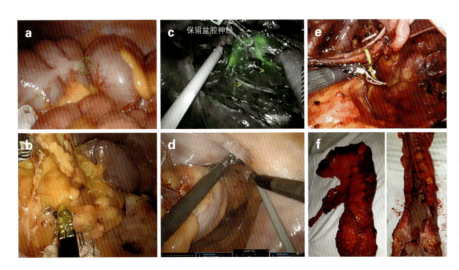

图10.1 （a）机械臂连接定位完成后脾曲视野。（b）脾曲完全游离。（c）吲哚菁绿（ICG）用于淋巴结染色。（d）直肠全系膜切除术后的视野。（e）侧方淋巴结清扫（特殊选定病例）。（f）手术标本展示

断闭血管（可保留或者不保留左结肠动脉），继续由内向外拓展Toldt-Gerota间隙，其间识别左侧输尿管和生殖血管，分离并切断IMV，并继续向下游离。

10.2.2.3　全直肠系膜切除术（TME）

将患者体位调整为20°～25°的头低足高稍向右倾位。重新连接机械臂定位后，自左侧操作孔放入双极电凝钳，沿骶前筋膜平面向盆腔游离，游离过程注意保护腹下神经，避免损伤骶前静脉丛。

盆腔的游离从直肠后壁盆壁脏筋膜和壁筋膜之间开始，TME的肠系膜游离以"圆柱形"方式进行，向下游离至肛提肌水平；助手始终将乙状结肠往头侧牵引，在手术解剖过程中，精囊或者阴道后壁是重要的解剖标志。在完成直肠前壁与精囊腺或阴道后壁间隙的游离后，切开两侧盆腔腹膜以游离直肠左右两侧系膜，其间注意识别并保护盆腔神经血管束（NVB）。在这个阶段的手术过程中，镜头0°或者将镜头视野调整为上下水平可以更好地显露术野。

离断直肠可使用机器人或常规腹腔镜切割闭合器进行，静脉注射吲哚菁绿（ICG）后，用荧光成像系统可以评估直肠残端和吻合口近端结肠的血运情况。

根据肿瘤到肛缘的距离来决定做低/超低位吻合器结肠直肠端端吻合还是结肠肛管手工吻合。

10.3　结果

10.3.1　手术结果

荟萃分析和随机对照研究表明，机器人直肠手术相较腹腔镜直肠手术和开腹手术的手术时间更长，这主要是因为需要进行两次机械臂连接定位，比较耗时，且术中往往需要反复更换器械。近年来，迭代的第4代达芬奇Xi系统的机械臂体积小、质量轻，安装更为便捷；配备可旋转吊臂，移

动范围更大，基本覆盖整个腹部，一次定位连接即可进行多个区域的手术。达芬奇Xi系统对镜头也进行了轻量化设计，可安装任意一条机械臂，更便于调整手术视野，大大减少了手术时间，与腹腔镜手术已无差异。

尽管ROLARR研究未能证明机器人直肠手术的中转开腹手术率低于腹腔镜直肠手术，但有其他研究结果显示，机器人直肠手术的中转开腹手术率更低，尤其是低位直肠手术亚组和高危患者亚组（男性、新辅助放化疗、T3N1、肥胖）。

10.3.2　术后短期结果

迄今为止，在大多数已发表的研究中，机器人直肠手术、腹腔镜直肠手术和开腹手术组之间并发症的发生率没有明显的统计学差异。近期有研究报道，机器人直肠手术相较腹腔镜直肠手术有更低的脓毒症发生率（1.6% vs. 3.1%，$P=0.02$）、更低的切口裂开率（0.1% vs. 0.7%，$P=0.05$）和更短的住院时间（3.8～4.8D vs. 4.7～6.3D，$P<0.001$），这可能与机器人直肠手术中转开腹手术率更低及术后并发症发生率更低有关。

10.3.3　功能结果

近期的两项荟萃分析显示，与腹腔镜直肠手术相比，机器人直肠手术术后6个月和术后12个月的男性患者泌尿功能和性功能保留更好，女性患者则没有显著差异。

10.3.4　肿瘤学结果

ROLARR研究结果显示，机器人直肠手术相较腹腔镜直肠手术肿瘤环周切缘阳性率（5.1% vs. 6.3%，$P=0.56$）、远切缘肿瘤阳性率和肿瘤标本质量评估无统计学差异。另一项来自韩国的研究显示了同样的结果。近期一项荟萃分析显示，机器人直肠手术能更好地实现完整全直肠系膜切除术。综上所述，迄今为止尚无明确证据表明机器人手术

效果优于腹腔镜手术。

关于机器人直肠手术肿瘤长期预后的报道仍然有限。Park和Cho等报道机器人直肠手术和腹腔镜直肠手术的五年生存率、无病生存期及局部复发率均无明显差异。Kim等的多因素研究分析显示，机器人直肠手术能显著改善患者的预后。Park等发现，在接受新辅助放化疗且术后病理分期为ypT3～T4的直肠癌患者亚组中，腹腔镜直肠手术的五年远处和局部复发率分别为44.8%和5.0%，而机器人直肠手术组则分别为9.8%和9.8%，有显著差异。这些数据表明，机器人直肠手术可能在有复发高危因素的复杂病例中具有改善肿瘤预后的优势。

10.3.5　成本分析

机器人手术最具争议的话题是购置和维护成本高。目前为止，在不同外科专业所进行的机器人直肠手术与腹腔镜直肠手术中，均显示机器人直肠手术成本更高。但是这些研究大多只关注购买与维护的直接成本和间接成本，如腹腔镜或开腹手术延长住院日，以及增加并发症发生率等。这些间接成本应该被仔细评估，因为其可能增加医疗的总体费用，从而与较高的机器人手术购置与维护成本相抵消。

参考文献

[1] Di B, Li Y, Wei K, et al. Laparoscopic versus open surgery for colon cancer: a meta-analysis of 5-year follow-up outcomes. Surg Oncol. 2013;22(3):e39−43.

[2] Tekkis PP, Senagore AJ, Delaney CP, Fazio VW. Evaluation of the learning curve in laparoscopic colorectal surgery: comparison of right-sided and left-sided resections. Ann Surg. 2005;242(1):83−9.

[3] Patriti A, Ceccarelli G, Bartoli A, Casciola L. Perspective of robotic rectal surgery. Minerva Chir. 2010;65(2):153−9.

[4] Pigazzi A, Luca F, Patriti A, et al. Multicentric study on robotic tumor-specific mesorectal excision for the treatment of rectal cancer. Ann Surg Oncol. 2010;17(6):1614−20.

[5] Patriti A, Ceccarelli G, Bartoli A, et al. Short- and medium-term outcome of robot-assisted and traditional laparoscopic rectal resection. JSLS. 2009;13(2):176−83.

[6] Pigazzi A, Ellenhorn JDI, Ballantyne GH, Paz IB. Robotic-assisted laparoscopic low anterior resection with total mesorectal excision for rectal cancer. Surg Endosc. 2006;20(10):1521−5.

[7] Giuratrabocchetta S, Formisano G, Salaj A, et al. Update on robotic total mesorectal excision for rectal cancer. J Pers Med. 2021;11(9):900.

[8] Bhama AR, Obias V, Welch KB, et al. A comparison of laparoscopic and robotic colorectal surgery outcomes using the American College of Surgeons National Surgical Quality Improvement Program (ACS NSQIP) database. Surg Endosc. 2015;30(4):1576−84.

[9] Jayne D, Pigazzi A, Marshall H, et al. Effect of robotic-assisted vs conventional laparoscopic surgery on risk of conversion to open laparotomy among patients undergoing resection for rectal cancer: the ROLARR randomized clinical trial. JAMA. 2017;318(16):1569−80.

[10] Memon S, Heriot AG, Murphy DG, et al. Robotic versus laparoscopic proctectomy for rectal cancer: a meta-analysis. Ann Surg Oncol. 2012;19(7):2095−101.

[11] Yang Y, Wang F, Zhang P, et al. Robot-assisted versus conventional laparoscopic surgery for colorectal disease, focusing on rectal cancer: a meta-analysis. Ann Surg Oncol. 2012;19(12):3727−36.

[12] Baiocchi GL, Guercioni G, Vettoretto N, et al. ICG fluorescence imaging in colorectal surgery: a snapshot from the ICRAL study group. BMC Surg. 2021;21(1):190.

[13] Sun Z, Kim J, Adam MA, et al. Minimally invasive versus open low anterior resection: equivalent survival in a national analysis of 14,033 patients with rectal cancer. Ann Surg. 2016;263(6):1152−8.

[14] Tam MS, Kaoutzanis C, Mullard AJ, et al. A population-based study comparing laparoscopic and robotic outcomes in colorectal surgery. Surg Endosc. 2016;30(2):455−63.

[15] Lee SH, Kim DH, Lim SW. Robotic versus laparoscopic intersphincteric resection for low rectal cancer: a systematic review and meta-analysis. Int J Color Dis. 2018;33(12):1741−53.

[16] Ohtani H, Maeda K, Nomura S, et al. Meta-analysis of robot-assisted versus laparoscopic surgery for rectal cancer. In Vivo. 2018;32(3):611−23.

[17] Morelli L, Guadagni S, Di Franco G, et al. Use of the new da Vinci Xi during robotic rectal resection for cancer: a pilot matched-case comparison with the da Vinci Si. Int J Med Robot. 2017;13(1):e1728.

[18] Al-Temimi MH, Chandrasekaran B, Agapian J, et al. Robotic versus laparoscopic elective colectomy for left side diverticulitis: a propensity score−matched analysis of the

NSQIP database. Int J Colorectal Dis, 2019;34(8):1385–92.

[19] Xiong B, Ma L, Zhang C, Cheng Y. Robotic versus laparoscopic total mesorectal excision for rectal cancer: a meta-analysis. J Surg Res. 2014;188(2):404–14.

[20] Ackerman SJ, Daniel S, Baik R, et al. Comparison of complication and conversion rates between robotic-assisted and laparoscopic rectal resection for rectal cancer: which patients and providers could benefit most from robotic-assisted surgery? J Med Econ. 2017;21(3):254–61.

[21] Katsuno H, Hanai T, Masumori K, et al. Robotic surgery for rectal cancer: operative technique and review of the literature. J Anus Rectum Colon. 2020;4(1):14–24.

[22] Simillis C, Lal N, Thoukididou SN, et al. Open versus laparoscopic versus robotic versus transanal mesorectal excision for rectal cancer: a systematic review and network meta-analysis. Ann Surg. 2019;270(1):59–68.

[23] Esposito S, Formisano G, Giuliani G, et al. Update on robotic surgery for rectal cancer treatment. Ann Laparosc Endosc Surg. 2017;2(8):132.

[24] Kowalewski KF, Seifert L, Ali S, et al. Functional outcomes after laparoscopic versus robotic-assisted rectal resection: a systematic review and meta-analysis. Surg Endosc. 2021;35(1):81–95.

[25] Milone M, Manigrasso M, Velotti N, et al. Completeness of total mesorectum excision of laparoscopic versus robotic surgery: a review with a meta-analysis. Int J Colorectal Dis. 2019;34(6):983–91.

[26] Kim MJ, Park SC, Park JW, et al. Robot-assisted versus laparoscopic surgery for rectal cancer: a phase II open label prospective randomized controlled trial. Ann Surg. 2018;267(2):243–51.

[27] Park SY, Lee SM, Park JS, et al. Robot surgery shows similar long-term oncologic outcomes as laparoscopic surgery for mid/lower rectal cancer but is beneficial to ypT3/4 after preoperative chemoradiation. Dis Colon Rectum. 2021;64(7):812–21.

[28] Cho MS, Baek SJ, Hur H, et al. Short and long-term outcomes of robotic versus laparoscopic total mesorectal excision for rectal cancer: a case-matched retrospective study. Medicine(Baltimore). 2015;94(11):e522.

[29] Kim J, Baek SJ, Kang DW, et al. Robotic resection is a good prognostic factor in rectal cancer compared with laparoscopic resection: long-term survival analysis using propensity score matching. Dis Colon Rectum. 2017;60(3):266–73.

[30] Higgins RM, Frelich MJ, Bosler ME, Gould JC. Cost analysis of robotic versus laparoscopic general surgery procedures. Surg Endosc. 2016;31(1):185–92.

[31] Khorgami Z, Li WT, Jackson TN, et al. The cost of robotics: an analysis of the added costs of robotic-assisted versus laparoscopic surgery using the National Inpatient Sample. Surg Endosc. 2019;33(7):2217–21.

[32] Cleary RK, Mullard AJ, Ferraro J, Regenbogen SE. The cost of conversion in robotic and laparoscopic colorectal surgery. Surg Endosc. 2018;32(3):1515–24.

（译者：贾哲 吴国聪）

第11章
机器人低位直肠癌经括约肌间切除术及腹会阴切除术

Francesco Guerra, Giuseppe Giuliani, Angela Tribuzi, Michele Di Marino, and Andrea Coratti

11.1 背景

尽管机器人手术在结直肠外科领域的运用日益广泛，但其仍最适合于一些对技术要求较高的手术，如低位直肠癌的手术。越来越多的临床研究表明，与传统腹腔镜手术相比，机器人手术在低位直肠癌经内外括约肌间切除术（Intersphincteric Resection，ISR）及腹会阴根治切除术（Abdominoperineal Resection，APR）等方面更具优势。因此，我们将本中心应用第4代达芬奇机器人系统所开展的ISR和APR手术的操作步骤、细节和手术经验进行分享。

11.2 设备、患者体位和手术室设置

ISR和APR手术推荐的主要设备如下：
- 30° 内镜。
- 0° 内镜。
- 有孔双极抓钳。
- 单极电剪刀。
- 大号机器人持针器。
- 血管切割闭合设备（可选择）。
- 腔镜下切割闭合器：60mm蓝色钉仓。

患者首先采用头低脚高位（改良Lloyd-Davis），双臂外展于臂板上，双腿置于外展腿托上。注意在肢体接触部位提供足够的软垫，以防止皮肤压疮。一般情况下，患者头低20°，往右侧倾斜15°。第一助手医师在患者的右边，使用气腹针在左季肋区刺入腹腔，以建立气腹。手术布孔采用1个标准腹腔镜10~12mm戳卡（L1）和5个机器人8mm戳卡（R1~R5）（图11.1）。与大多数手术团队不同的是，我们习惯在手术区域右侧设置操作孔并置入牵开器械（端头朝上的带孔抓钳）进行术区暴露。

补充信息：
视频详见 https://doi.org/10.1007/978-3-031-33020-9_11.

F. Guerra (✉) · G. Giuliani · A. Tribuzi · M. Di Marino · A. Coratti
Department of General and Emergency Surgery, Azienda USL Toscana Sud Est, Misericordia Hospital and School of Robotic Surgery, Grosseto, Italy
e-mail: guerra.francesco@mail.com; giu.giuliani86@gmail.com; angelatribuzi9090@gmail.com; m.dimarino78@gmail.com; corattian@gmail.com

© The Author(s) 2024
G. Ceccarelli, A. Coratti (eds.), *Robotic Surgery of Colon and Rectum*, Updates in Surgery, https://doi.org/10.1007/978-3-031-33020-9_11

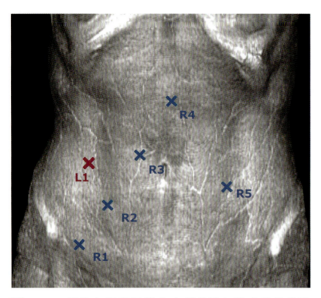

图11.1 低位直肠癌机器人内括约肌切除术的操作孔布局图

我们认为这样的操作孔设置与传统的左侧操作孔抓持暴露相比，在骶前游离时，暴露具有显著优势，且手术操作过程中，不容易影响其他辅助臂的操作。手术开始前，首先进行腹腔探查以排除腹膜转移及其他转移性疾病。将大网膜在横结肠上方向头侧提起，小心地将小肠整体拨向右侧，充分显示腹膜后平面，最佳的术野应当是能充分暴露骶骨岬到十二指肠悬韧带整个区域的术野。我们通常采用单一体位单次装机，装机前将机器人手术操作平台放在患者左下象限旁，这样机械臂可以覆盖腹部和盆腔操作的整个区域。当手术区域从腹部移至盆腔时，第4机械臂的双极抓钳移至左侧第5机械臂（图11.1），此时目标区域指向骨盆中线，需重新锚定。我们习惯在第2机械臂主操作孔使用单极电剪进行解剖分离。双极抓钳和端头向上的带孔抓钳分别安装在第4机械臂和第1机械臂上。第一助手利用腹腔镜通道（1号戳卡孔）置入纱布和缝线，并根据需要进行术区的冲洗和吸引。第2机械臂的布孔位置通常位于拟行回肠造口的切口部位，以便更好地达到微创效果。类似的，第5机械臂通常位于APR手术中拟行结肠造口术的切口区域。

11.3　手术操作步骤

使用第1机械臂抓钳抓住远端乙状结肠/直肠乙状结肠交界处，将其向前上方牵引，以观察骶骨岬水平处肠系膜下动脉（IMA）走行，该暴露方式能够使得结肠直肠系膜皱襞得到充分伸展，该皱襞从中央往右侧髂总动脉横向展开。这种方式能准确进入回结肠和直肠系膜下方的无血管平面，有助于使泌尿生殖和神经结构（如左输尿管、左生殖血管和腹下神经等）仍停留在腹膜后平面下方，避免其受损。该结肠系膜间隙为无血管间隙，由内侧向外侧逐渐拓展。在使用电剪时，应小心避免对腹膜后组织造成热损伤。在操作过程中，第1机械臂抓钳将乙状结肠系膜向左、向上朝前腹壁方向持续牵引，同时灵活使用第4机械臂的双极抓钳和第2机械臂的电剪以小功率对组织进行分离。头侧入路可以很容易地识别IMA的起源和上腹下神经丛。随着层面的拓展，左侧输尿管、左侧生殖血管和下腹部神经的起始部均逐渐显露，将IMA进行360°立体游离，骨骼化，血管充分游离后利用Hemolok夹，从根部离断IMA以充分清除其主动脉起源周围的淋巴和脂肪组织，同时确保与上腹下神经丛保持足够的距离，这也是保护神经的关键点。

随后，第1机械臂抓钳移向降结肠系膜的下方，将结肠系膜轻轻抬起，保持张力，十二指肠悬韧带、十二指肠空肠弯曲部区域被充分显露出来，肠系膜下静脉（IMV）则轻松暴露在胰腺下缘的正下方，在静脉根部上Hemolok夹，离断静脉，进一步在Toldt筋膜前方和Gerota筋膜后方之间的间隙，从中央向侧方和头侧拓展游离。在层面拓展时，尽可能保持向侧方和头侧的方向进行，助手可以利用一块小纱布向侧方及头侧推拉帮助分离。

接下来，向头侧牵开大网膜（其游离缘已翻转至横结肠和胃上方），从大网膜和横结肠之间进入小网膜囊，常游离至中线左侧，进入小网膜囊以后，此时可以看到胃后壁，大网膜和结肠脾曲仍相连，在脾下极水平游离切断，小心分开脾结肠韧带和所谓的脾网膜韧带，避免牵拉过度造成脾脏撕裂。剩余横结肠系膜须在距离胰腺包膜几毫米的系膜根部游离切断，以充分游离远端结肠系膜及脾曲。此时，可切开结肠脾曲与侧腹膜的连接部，与之前在结肠系膜背侧游离形成的平面相汇合，并能见到先前在结肠系膜背侧游离出的平面放置的一块纱布，该纱布可通过横结肠脾曲系膜本身的薄层凸显。横结肠系膜根部的左侧部分被完全游离下来，直至结肠中血管干。通常我们完成这一步骤是采用自上而下、由外向内的入路，当然也可采用由内向外入路，游离结肠系膜根部并切割。在整个结肠脾曲游离过程中，血管切割闭合器方便快捷，尤其是针对一些重度内脏肥胖的患者，但我们不推荐常规应用。

最后，将第3机械臂（R3）内镜换成0°镜，摄像头重新对准骨盆中线，第4机械臂双极夹钳移动到左侧5号机械臂（R5）。此时第一助手仍位于患者的右侧，使用上面的4号机械臂将直乙交界处提拉出骨盆进行牵引暴露。在女性患者中，则可使用荷包线穿过子宫底，将子宫悬吊固定于前腹壁，以提供更好的暴露。随后将降结肠和乙状结肠进行游离，并向尾侧和侧方拓展，与之前已游离出的左侧Toldts平面汇合。通常情况下，这种操作几乎不出血，操作视野清晰。借助于直肠上部向上、向前的抓钳持续牵引，沿着直肠上动脉的走行继续向盆底方向游离。这个解剖层面是在前方的直肠系膜筋膜和后方的骶前筋膜之间的无血管"神圣"平面内进行的，因此完整保留了后方的腹下神经。乙状结肠远端脏腹膜在直肠上段两侧逐渐向尾侧延伸，然后向前延伸汇合，沿着直肠阴道隔筋膜（Denonvilliers筋膜）进行解剖（视频11.1）。在这一操作过程中，第1机械臂的抓钳在前方牵开暴露，对保护这些结构起着至关重要的作用。通过上翻尖端抓钳和双极抓钳进行牵引及对抗牵引的操作，对于仔细识别直肠周围筋膜和直肠阴道隔筋膜

或邓氏筋膜的侧方至关重要，它们与骨盆侧面筋膜在侧方融合。精确识别这些结构对于完整保留盆腔自主神经丛和所谓的Walsh神经血管束尤为重要。在游离直肠侧方系膜时会不时遭遇直肠中动脉在其中穿行。通常可使用双极进行凝闭切断。按照TME手术原则，保留系膜的完整性，游离直达盆底，直到远端直肠完全和环周从肛提肌平面分离，此时直肠系膜逐渐变薄，直至系膜终点。

11.3.1 括约肌间切除术

接下来手术将进入括约肌间平面。首先，需要切断直肠纵向肌后侧的尾状韧带，并进入肛管纵向肌外表面和肛门外括约肌（EAS）内表面之间的平面，向远端游离，以确保有足够的肿瘤远端切缘，原则上达到1cm的肿瘤切缘较为理想（视频11.1）。由于直肠的纵向肌分别与直肠尿道肌和肛尾韧带紧密粘连，因此与两侧游离相比，前方和后方的游离通常对手术操作技术要求更高。然而，并不是所有患者都必须切除肛门内括约肌（IAS），根据肿瘤的位置和肛管本身的长度，也可以进行部分切除或次全切除。在腹腔手术操作最后，应找到回肠末端，使用结扎带或血管带提出回肠末端，此部位拟行回肠预防造口。撤离机器人操作系统，转而进行经肛门手术。患者处于截石位，通常，我们采用Lonestar（CooperSurgical，Trumbull，CT，US）牵开器进行会阴的牵引暴露。先将肛门黏膜及相应的IAS在远端切缘的预切开平面进行荷包缝合，然后，沿着荷包缝合的平面下方，小心仔细地沿四周切开肛门直肠连接处，此处切开的层面不会有EAS和肛提肌，很容易与经腹解剖平面相汇合。沿四周完全切开直肠内括约肌后，则可将直肠标本经肛管脱出体外。然后通过吲哚菁绿荧光成像系统仔细评估局部肠管的血运情况，在降结肠近端切断并移除标本。在行结肠肛门吻合时，首先将近端结肠残端固定在EAS上，使用可吸收的4-0缝线行间断全层缝合，将肛管与近端结肠进行端端吻合。一般，先

在吻合口4个象限各缝合1针，起到固定作用，避免肠管扭转，然后再在每个象限各缝合2针。回肠预防性造口一般选择在右下腹，造口部位切口通常采用扩大第2机械臂穿刺孔来获得，无须重新在盆腔位置取切口，降结肠后方放置引流管1根，缝合关闭穿刺切口，开放回肠造口，并与周围皮肤固定。

11.3.2　腹会阴切除术

在行APR手术时，往往不需要游离结肠脾曲，降结肠的游离度通常足以使左侧的结肠造口不存在张力。根部血管的游离、处理及TME解剖平面的操作方式与ISR的操作方式相同。在降结肠预定切除平面，充分游离结肠系膜，凝闭结扎系膜血管弓，使用腔镜下线性切割闭合器离断降结肠。另外，与ISR手术不同的是，游离到达肛提肌平面，便开始通过肛提肌裂孔沿垂直于会阴的方向对尾骨肌和耻骨直肠肌的间隙进行游离，以切除整个EAS复合体。先游离后方，然后向两侧延伸拓展，直至游离打开整个腹腔盆底筋膜。组织肌肉的渗血可以采用双极夹钳进行凝闭控制，为随后的会阴缝合操作提供好的术野。之后游离直肠前方直至肛管的前部，经腹操作尽可能充分，锐性分离主要采用小功率单极电剪，操作过程应注意避免对阴道或尿道膜造成电热损伤。最后，尽可能游离大网膜的左侧部分，创建一个血管丰富的带蒂网膜组织，并将其填入骨盆，以降低术后发生盆底疝的风险。然后，撤离机器人操作系统，开始经会阴操作步骤。患者取截石位，双下肢外展置于腿托上，臀部应离开手术台边缘几厘米，以充分显露会阴部。肛门通常先进行荷包缝合关闭，以减少术区污染，荷包缝线剪线时可留长线头以便于标本牵引。在肛门周围切开形成一个椭圆形切口，切除部分应包括整个括约肌复合体，如果病变有肛管周围侵犯，则需要扩大该切口的范围，以确保足够的肿瘤切缘。在进行后方和前方游离之前，先充分游离坐骨直肠间隙的两侧，然后先游离后方，从尾骨正上方、肛尾韧带处切

开，与经腹部游离平面相汇合。然后，将肛提肌沿四周逐渐分开，最后游离前方组织。在经肛游离时，根据肿瘤的部位和范围，我们提倡遵循"圆柱形解剖"原则，以确保有足够的环形手术切缘和直肠系膜的完整性。将标本的近端拉出会阴，此时仅剩前方少许组织尚未分离。在助手的充分暴露下，通过手指轻柔触诊，将直肠阴道隔或直肠尿道隔分离，以手指为指引，进行清晰的解剖，将标本完全切除。会阴伤口用大量生理盐水充分冲洗。仔细地关闭会阴切口至关重要，因为机器人APR术后的大部分并发症都与伤口相关。首选采用逐层缝合的方法，其目的是最大限度地减少残余无效腔，减少积液和感染风险。然后，行降结肠左下腹永久造口，通常采用第5机械臂穿刺部位，扩大切口作为造口部位。

患者可以在手术当天开始进食清亮液体食物，并在可耐受的情况下进一步进食固体食物。导尿管和外科引流管通常在术后第2天拔除，患者通常在术后4～5天即可出院。

参考文献

[1] Flynn J, Larach JT, Kong JCH, et al. Operative and oncological outcomes after robotic rectal resection compared with laparoscopy: a systematic review and meta-analysis. ANZ J Surg. 2023;93(3):510–21.

[2] Feng Q, Yuan W, Li T, et al. Robotic versus laparoscopic surgery for middle and low rectal cancer (REAL): short-term outcomes of a multicentre randomized controlled trial. Lancet Gastroenterol Hepatol. 2022;7(11):991–1004.

[3] Guerra F, Giuliani G, Coletta D. The risk of conversion in minimally invasive oncological abdominal surgery. Meta-analysis of randomized evidence comparing traditional laparoscopic versus robot-assisted techniques. Langenbecks Arch Surg. 2021;406(3):607–12.

[4] Hüscher CGS, Lirici MM, Marks JH, et al. Laparoscopic left colectomy: modern technique based on key anatomical landmarks reported by giants of the past. Minim Invasive Ther Allied Technol. 2021;30(1):1–11.

（译者：曹毅　李正荣）

第12章
机器人辅助盆腔侧方淋巴结清扫术用于治疗晚期低位直肠癌

Corrado Pedrazzani, Giulia Turri, Hye Jin Kim, and Gyu–Seog Choi

12.1 引言

东西方对于直肠癌区域淋巴结的定义有所差异。历史上，美国癌症联合委员会（American Joint Committee on Cancer，AJCC）分期系统将闭孔区的盆腔侧方淋巴结（lateral pelvic nodes，LPN）视为远处转移，而当前版本的AJCC分期系统将髂内淋巴结定义为区域淋巴结。相反，日本第9版指南将所有的盆腔侧方淋巴结都视为区域淋巴结。有趣的是，一项纳入了3487名日本患者的研究显示，在这些接受盆腔侧方淋巴结清扫术（LPN Dissection，LPND）的局部晚期低位直肠癌（Locally Advanced Low Rectal Cancer，LARC）患者中，与髂内盆腔侧方淋巴结转移患者相比，闭孔盆腔侧方淋巴结转移患者的总体生存率和无复发生存率略低，但无统计学差异。因此，作者提出将闭孔盆腔侧方淋巴结转移视为一种局部疾病。考虑到闭孔区和髂内区是盆腔侧方淋巴结转移最常见的部位，局部晚期低位直肠癌的标准盆腔侧方淋巴结清扫术的切除范围就包括这两个区域的淋巴网状组织。

此外，东西方对局部晚期低位直肠癌的治疗方法也有所不同。西方国家通常会考虑进行新辅助化疗放疗（Contemplate Neoadjuvant Chemoradiotherapy，CRT）后接全直肠系膜切除术（Total Mesorectal Excision，TME），而日本则常规进行预防性或治疗性的盆腔侧方淋巴结清扫术。

这些指南和实践的制定基于大规模随机对照研究。与单纯全直肠系膜切除（11%～13%）相比，术前放疗（5%）或预防性双侧盆腔侧方淋巴结清扫术（7.7%）患者的局部区域复发率更低。

补充信息：
视频详见 https://doi.org/10.1007/978-3-031-33020-9_12.

C. Pedrazzani (✉) · G. Turri
Division of General and Hepatobiliary Surgery, Department of Surgical Sciences, Dentistry, Gynecology and Pediatrics, University Hospital G.B. Rossi, Verona, Italy
e-mail: corrado.pedrazzani@univr.it; giulia.turri_01@univr.it

H. J. Kim · G.-S. Choi
Colorectal Cancer Center, Kyungpook National University Chilgok Hospital, Daegu, Republic of Korea
e-mail: hjkim@knu.ac.kr; kyuschoi@knu.ac.kr

然而，有证据表明对于可疑盆腔侧方淋巴结，放化疗和全直肠系膜切除术可能还不够，因为这些患者54%～83%的局部复发区域在盆腔侧壁。此外，盆腔侧方淋巴结转移是生存和局部复发的有力预测指标。预防性清扫的必要性仍需要讨论。由于预防性盆腔侧方淋巴结清扫术的转移性盆腔侧方淋巴结发生率低于10%，一些作者建议对存在可疑盆腔侧方淋巴结的患者在术前放化疗后行选择性盆腔侧方淋巴结清扫术。

关于可疑盆腔侧方淋巴结的影像学标准存在争议，而大多数作者将术前或术后影像学中最大腹股沟淋巴结的短轴或长轴作为判断依据。侧方淋巴结研究联盟的一项国际多中心研究重新评估了1216例局部晚期低位直肠癌患者的术前MRI，他们发现，术前MRI显示的盆腔侧方淋巴结短轴≥7mm的患者，在5年内局部复发风险（19.5%）和侧方局部复发风险（15%）显著增加。庆北大学医院结直肠癌中心则将术前MRI显示盆腔侧壁存在淋巴结短轴＞5mm定义为可疑肿大淋巴结，无论术前治疗反应如何，都作为盆腔侧方淋巴结清扫术的适应证。

盆腔侧方淋巴结清扫术对手术技术的要求高，是大多数外科医师的共识。由于存在术中出血和术后泌尿生殖系统功能障碍的风险，该手术在西方的推广受到了限制。然而，东亚专业中心的数据显示，盆腔侧方淋巴结清扫术尽管造成的短期并发症和功能障碍的发病率轻微增加，能被长期的肿瘤学结果改善所抵消。JCOG0212的试验数据比较了351名接受开腹全直肠系膜切除术加预防性双侧盆腔侧方淋巴结清扫术和350例仅接受全直肠系膜切除术的患者，结果显示，盆腔侧方淋巴结清扫术组的术中出血量增加（576mL vs. 337mL，$P<0.001$），但在严重并发症和吻合口漏方面没有差异。与开腹手术相比，腹腔镜盆腔侧方淋巴结清扫术的手术具有失血量更少、住院时间更短、可获得更多的淋巴结的优势。而机器人手术被

认为是进行盆腔侧方淋巴结清扫术的最佳选择——它提供了良好的牵拉和反牵拉，高质量的图像和稳定的摄像头，以及用于精细解剖的关节式精确器械。事实上，与腹腔镜手术相比，机器人盆腔侧方淋巴结清扫术的术中出血量及尿潴留率更低。此外，对长期结果的初步评估显示，机器人和腹腔镜下的盆腔侧方淋巴结清扫术的局部复发率和无病生存率未见显著差异。尽管机器人平台具有优势，但盆腔侧方淋巴结清扫术仍需要很高的技术。对100名接受机器人辅助全直肠系膜切除术和盆腔侧方淋巴结清扫术的患者的分析显示，大约有50例的学习阶段。即使在熟练阶段，尿路功能障碍也是最常见的并发症，尽管从学习阶段到熟练阶段尿路功能障碍的发生率有所降低（从39.4%降至16.7%）。

12.2 设备、患者定位和手术室设置

推荐的主要设备如下：
- 30°腔镜。
- 有孔双极钳。
- 单极弯剪。
- 端头向上有孔抓钳。

盆腔侧方淋巴结清扫术是在完成直肠游离和横断后、建立吻合口之前进行的。患者处于仰卧、头低足高（15°～20° Trendelenburg体位）和左侧倾斜（10°～15°）位。术者位于患者的右侧。在Uni-Port（Dalim Medical，Korea）或类似单孔设备可用的情况下，有两种可选入路。Uni-Port被放置在未来的回肠造口术部位的右下象限，并可容纳一个8mm的机器人端口和辅助端口。如图12.1（a）所示，放置了一个额外的5mm助手戳卡和4个8mm的机器人戳卡。图12.1（b）展示了在没有Uni-Port情况下的戳卡设置（4个8mm的机器人戳卡和2个5mm的辅助戳卡），通常沿着一条斜线放置。在完成直肠解剖后，进行左侧的骨盆淋巴结清扫，保持与直肠

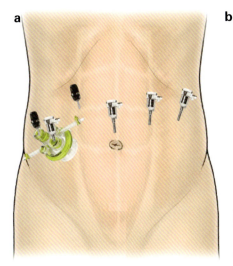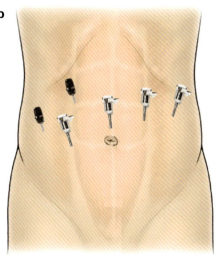

图12.1 戳卡位置。（a）使用Uni-Port设备的位置。（b）标准位置

切除术相同的戳卡和器械设置。通常，R1用于端头向上的有孔抓持器，我们更倾向于使用它进行主要的牵引。有孔双极钳和单极弯剪分别安装在R2和R4上，用于更精细的牵引和解剖。

有孔双极镊也可以作为能量设备用于控制轻微的出血。R3进入30°腔镜。床边的外科医师利用腹腔镜接入点来协助反牵拉，提供冲洗和吸引，并根据需要应用能量设备。对于右侧的骨盆淋巴结清扫术，将有孔双极镊、腹腔镜、单极弯剪和抓钳分别重新置于R1～R4的机器人戳卡中。对于女性患者，通常推荐使用带直针的2-0Prolene缝线，将子宫向前悬挂，将输卵管-卵巢复合体悬挂于侧腹壁，以便更好地暴露术野。

12.3 技术/步骤

12.3.1 解剖学及外科解剖操作

我们根据之前的报道，依据骨盆侧壁解剖学标志对手术步骤进行了标准化。盆腔侧壁有3个潜在的筋膜平面。这些平面按A、B和C的顺序展开，它们代表标准盆腔侧方淋巴结清扫术的边界（图12.2）。解剖始于A平面，它位于最内层，包括输尿管、腹下神经、盆内脏神经和盆丛。B平面位于

最外层，由髂外血管、腰大肌和闭孔内肌的内侧部分定义。C平面是一个潜在的筋膜平面，位于髂内血管及其分支的外侧，一直延伸到膀胱背外侧壁。下壁由腰骶神经干和一部分骨盆骨和肌肉构成。

尽可能保留所有血管结构，除非它们被转移性淋巴结包裹。存在包裹时应执行整体切除，并通过

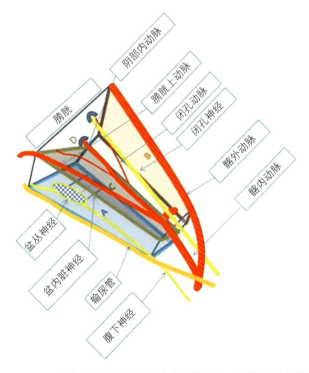

图12.2 右盆腔侧壁按A平面（内侧平面）、B平面（外侧平面）和C平面（中央平面）划分为3个间隔

助于端口使用LigaSure进行血管切除。标准的盆腔侧方淋巴结清扫术通常涉及闭孔和髂内淋巴结的解剖。只有在某些高度可疑的转移性病例中，才会进行髂外和髂总淋巴结清扫。

解剖开始于A平面，该平面分离了髂内淋巴结群的内侧（详细步骤请参见视频12.1）。这个平面形成于输尿管和髂总血管之间的无血管区，然后延续到髂内血管和腹下神经之间，以及盆丛、盆内脏神经和底部的髂内血管终支之间。用双极钳轻轻抓持髂总动脉附近的输尿管，向内牵回，用单极弯剪进行钝性分离或锐性分离，将其从盆腔侧壁的筋膜内分离出来。然后继续从尾部和背部分离包含腹下神经、盆丛和盆内脏神经的薄内侧层与盆腔侧壁。继续进行解剖，直至找到外侧的髂内静脉分支和内侧的盆腔自主神经纤维。随后，B平面被打开。沿着髂外动脉内侧切开，以分离闭孔淋巴脂肪组织。抓钳用于髂外血管的侧向牵拉，同时在髂外静脉、腰大肌和闭孔内肌的表面继续向下剥离。有时，闭孔副静脉从髂外静脉发出分支，代表沿该平面解剖的远端标志。最后，我们得到了C平面，其内侧被髂内血管前支的终支所包围，划分了闭孔淋巴结群的内侧。从头到尾依次遇到的动脉分支包括脐动脉、膀胱上动脉、闭孔动脉、膀胱下动脉，以及在Alcock管入口处的阴部内动脉，它们作为解剖的最远端标志。

髂内动脉的分支可以根据它们的方向进行分组。

- 后方分支：髂腰动脉、骶外侧动脉、臀上动脉。
- 前方分支：闭孔动脉、脐动脉和膀胱上动脉主支、子宫动脉（±阴道）、膀胱下动脉、直肠中动脉、臀下动脉、阴部内动脉。

髂内动脉分支的解剖结构常常存在变异，膀胱上动脉可能直接从内髂动脉发出，正好位于脐动脉的远侧。在解剖臀上动脉时应小心，因为它非常接近坐骨神经。

12.3.2　淋巴结清扫术

在所有3个平面都安全地展开后，才能进行实际的淋巴结清扫。首先，闭孔淋巴结清扫术从髂总血管的分叉处开始，切除B平面和C平面之间的所有淋巴脂肪组织。在手术过程中，需要特别注意识别和保护闭孔神经和腰骶干。第3个机器人操作臂中的抓钳用于在膀胱区域进行远端反牵拉，而助手在需要时帮助收缩髂外血管。有孔双极镊可有效暴露术野，进行精细解剖。同样，闭孔淋巴结清扫始于髂总血管的分叉处，此处的淋巴结与闭孔神经分离，并向尾部闭孔方向延续。在远端，暴露膀胱的表面。显露闭孔神经和动脉的远侧，并从这些结构中剥离淋巴结。清扫的背侧边界为腰骶干，应小心解剖，以免受伤。淋巴结也可从脐动脉、阴部内动脉和神经的侧方切除。切除B平面和C平面之间的所有淋巴脂肪组织，完成闭孔淋巴结的清扫。可疑的淋巴结可通过Hemolok来标记。

然后，在A平面和C平面之间，通过髂内动脉的远端分支，解剖髂内淋巴结。助手抓持输尿管向内侧牵拉，且以抓钳将腹壁向上面和侧面推。最关键的区域是切除远侧髂内淋巴结群，这是直肠侧向淋巴回流的入口。在发现阴部内动脉之前，应该沿着髂内血管的终末分支进行彻底的解剖，因为阴部内动脉是最常见的含有转移性淋巴结的部位。解剖始于髂内动脉的内侧，沿着脐动脉的内侧继续解剖。然后识别和保留膀胱上动脉，并沿着髂内血管的终末分支进行解剖，直到识别阴部内动脉。之后切除膀胱下动脉和盆腔侧壁最深处周围残留的淋巴脂肪组织。解剖后的盆腔侧壁外观如图12.3所示。

用取物袋收集标本，通过Uni-Port取出，或使用塑料伤口牵引器在中线上行脐周小切口手术取出。最后，检查腹腔以确保充分止血，并用大量生理盐水冲洗。我们通常在盆腔放置1根引流管，以防术后淋巴液积聚。小心地将腹腔内的气体排出后关闭手术切口。在必要时可行回肠造口术。

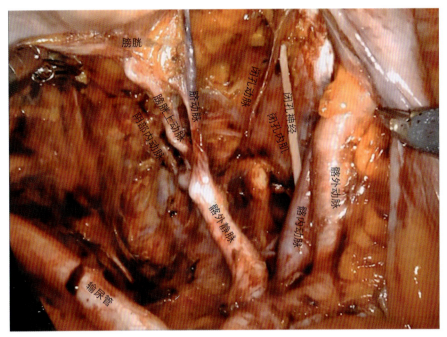

图12.3　盆腔侧壁解剖完成示意图

参考文献

[1] Amin M, Edge SB, Greene F. AJCC cancer staging manual. 8th ed. Springer; 2018.

[2] Hashiguchi Y, Muro K, Saito Y, et al. Japanese Society for Cancer of the Colon and Rectum (JSCCR) guidelines 2019 for the treatment of colorectal cancer. Int J Clin Oncol. 2020;25(1):1-42.

[3] Chen Z, Sasaki K, Murono K, et al. Oncologic status of obturator lymph node metastases in locally advanced low rectal cancer: a Japanese multi-institutional study of 3487 patients. Ann Surg Oncol. 2022;29(7):4210-9.

[4] Kobayashi H, Mochizuki H, Kato T, et al. Outcomes of surgery alone for lower rectal cancer with and without pelvic sidewall dissection. Dis Colon Rectum. 2009;52(4):567-76.

[5] National Comprehensive Cancer Network. NCCN Guidelines – Rectal Cancer (version 3.2022). https://www.nccn.org/professionals/physician_gls/pdf/rectal.pdf.

[6] Kapiteijn E, Marijnen CAM, Nagtegaal ID, et al. Preoperative radiotherapy combined with total mesorectal excision for resectable rectal cancer. N Engl J Med. 2001;345(9):638-46.

[7] Van Gijn W, Marijnen CAM, Nagtegaal ID, et al. Preoperative radiotherapy combined with total mesorectal excision for resectable rectal cancer: 12-year follow-up of the multicentre, randomised controlled TME trial. Lancet Oncol. 2011;12(6):575-82.

[8] Tsukamoto S, Fujita S, Ota M, et al. Long-term follow-up of the randomized trial of mesorectal excision with or without lateral lymph node dissection in rectal cancer (JCOG0212). Br J Surg. 2020;107(5):586-94.

[9] Fujita S, Mizusawa J, Kanemitsu Y, et al. Mesorectal excision with or without lateral lymph node dissection for clinical stage II/III lower rectal cancer (JCOG0212). Ann Surg. 2017;266(2):201-7.

[10] Kim TH, Jeong SY, Choi DH, et al. Lateral lymph node metastasis is a major cause of locoregional recurrence in rectal cancer treated with preoperative chemoradiotherapy and curative resection. Ann Surg Oncol. 2008;15(3):729-37.

[11] Ogura A, Konishi T, Cunningham C, et al. Neoadjuvant (chemo)radiotherapy with total mesorectal excision only is not sufficient to prevent lateral local recurrence in enlarged nodes: Results of the multicenter lateral node study of patients with low ct3/4 rectal cancer. J Clin Oncol. 2019;37(1):33-43.

[12] Sugihara K, Kobayashi H, Kato T, et al. Indication and benefit of pelvic sidewall dissection for rectal cancer. Dis Colon Rectum. 2006;49(11):1663-72.

[13] Kawai K, Shiratori H, Hata K, et al. Optimal size criteria for lateral lymph node dissection after neoadjuvant chemoradiotherapy for rectal cancer. Dis Colon Rectum. 2021;64(3):274-83.

[14] Hida K, Nishizaki D, Sumii A, et al. Prognostic impact of lateral pelvic node dissection on the survival of patients in low rectal cancer subgroups based on lymph node size. Ann Surg Oncol. 2021;28(11):6179-88.

[15] Akiyoshi T, Ueno M, Matsueda K, et al. Selective

lateral pelvic lymph node dissection in patients with advanced low rectal cancer treated with preoperative chemoradiotherapy based on pretreatment imaging. Ann Surg Oncol. 2014;21(1):189−96.

[16] Kim HJ, Choi GS, Park JS, et al. Optimal treatment strategies for clinically suspicious lateral pelvic lymph node metastasis in rectal cancer. Oncotarget. 2017;8(59):100724−33.

[17] Ogura A, Konishi T, Beets GL, et al. Lateral nodal features on restaging magnetic resonance imaging associated with lateral local recurrence in low rectal cancer after neoadjuvant chemoradiotherapy or radiotherapy. JAMA Surg. 2019;154(9):e192172.

[18] Kim HJ, Choi GS, Park JS, et al. Selective lateral pelvic lymph node dissection: a comparative study of the robotic versus laparoscopic approach. Surg Endosc. 2018;32(5):2466−73.

[19] Song SH, Choi GS, Kim HJ, et al. Long-term clinical outcomes of total mesorectal excision and selective lateral pelvic lymph node dissection for advanced low rectal cancer: a comparative study of a robotic versus laparoscopic approach. Tech Coloproctol. 2021;25(4):413−23.

[20] Georgiou P, Tan E, Gouvas N, et al. Extended lymphadenectomy versus conventional surgery for rectal cancer: a meta-analysis. Lancet Oncol. 2009;10(11):1053−62.

[21] Fujita S, Akasu T, Mizusawa J, et al. Postoperative morbidity and mortality after mesorectal excision with and without lateral lymph node dissection for clinical stage II or stage III lower rectal cancer (JCOG0212): Results from a multicentre, randomised controlled, non-inferiority trial. Lancet Oncol. 2012;13(6):616−21.

[22] Nagayoshi K, Ueki T, Manabe T, et al. Laparoscopic lateral pelvic lymph node dissection is achievable and offers advantages as a minimally invasive surgery over the open approach. Surg Endosc. 2016;30(5):1938−47.

[23] Park JS, Choi GS, Lim KH, et al. Laparoscopic extended lateral pelvic node dissection following total mesorectal excision for advanced rectal cancer: Initial clinical experience. Surg Endosc. 2011;25(10):3322−9.

[24] Kim HJ, Choi GS, Park JS, et al. Stepwise improvement of surgical quality in robotic lateral pelvic node dissection: lessons from 100 consecutive patients with locally advanced rectal cancer. Dis Colon Rectum. 2022;65(4):599−607.

[25] Choi GS, Kim HJ, Park JS, et al. Minimally invasive approach for lateral pelvic node dissection: a standardization based on surgical anatomy. Dis Colon Rectum. 2019;62(12):1550.

（译者：张景郁 程海东 杨鋈）

第13章
经肛微创手术——从内镜到机器人

Monica Ortenzi, Amir Szold, and Mario Guerrieri

13.1 期待已久的突破：一段手术历程的简史

直肠癌的治疗方法在近300年的时间里发生了翻天覆地的变化，这种曾经的"绝症"，如今却已存在治愈的可能。直肠癌治疗从过去被认为徒劳无功，到现在转变为积极可行的诊疗策略，使患者的生活质量得到显著提高。

最早关于直肠癌症状和体征的描述可以追溯到1376年，但直到400年后，人们才尝试进行切除手术，而这种切除手术在18世纪初之前也仅仅是一种姑息性的治疗。当时采用的是一种非常原始且破坏性较大的手术方式——经骶尾切除法，甚至到了20世纪40年代还在广泛使用。随后发展的Kraske术式和York-Mason术式，实际上都是最初手术方式的衍生。

最初尝试通过腹部途径切除肿瘤大多是实验性的，有时甚至是出于偶然，而且这些手术几乎没有考虑肿瘤学治疗的原则。直到1908年，Miles的腹会阴切除术的出现，彻底影响并改变了肿瘤学手术切除的原则，这一技术的成功实施使得人们开始关注如何通过手术保留肛门括约肌，以提升患者术后的生活质量。

1948年，直肠癌前切除术被引入临床实践。后来手术器械的发展，如1977年发明的圆形缝合器，帮助并完善了这一技术。自从Dixon建立前切除术式以来，钝性或手工的骶前盆腔直肠癌切除术便成为首选的手术方式。然而，这种切除方式不可避免地存在穿破直肠系膜的风险，由于没有遵循预定的平面进行，可能会在盆腔内留下残留癌细胞的直肠系膜。在这个阶段，所有可治愈的直肠癌在全球的五年生存率仅为45%～50%，局部复发率则高达30%～40%。

Heald认识到中线后肠（直肠）及其直肠系膜在胚胎学上是同源的，并在1982年提出了直肠全系膜切除术的概念。直肠全系膜切除术迅速成为直肠前切除术的黄金标准，意指将肿瘤及直肠系膜组织进行锐性整块切除至肛提肌水平。

M. Ortenzi (✉) · M. Guerrieri
Department of General and Emergency Surgery, Polytechnic University of Marche, Ancona, Italy
e-mail: monica.ortenzi@gmail.com; mario.guerrieri@ospedaliriuniti.marche.it

A. Szold
Assuta Hospital, Assia Medical, Tel Aviv, Israel
e-mail: amikisz@gmail.com

© The Author(s) 2024
G. Ceccarelli, A. Coratti (eds.), *Robotic Surgery of Colon and Rectum*, Updates in Surgery, https://doi.org/10.1007/978-3-031-33020-9_13

与此同时，另一场被称为"经肛门入路"的手术方式的革命也在进行中。

13.2　经肛微创手术的革命：经肛门内镜微创手术

经肛门内镜微创手术（TEM）自20世纪80年代被首次引入后，就引发了一次前所未有的变革，彻底颠覆了当时那种给患者带来身心创伤的传统手术方式。

TEM最初是作为不适合局部或结肠镜切除的腺瘤的有效替代方案而被引入的。然而，医师们很快就看出，其不仅在技术上优于使用肛门牵引器实施的标准局部切除，而且在对良性息肉实施广泛切除时也是一个可行的替代方案，具有良好的临床应用价值和肿瘤学治疗效果。

尽管如此，仍有一些细节且重要的问题，阻碍了这种能够拯救生命的技术得到更广泛的应用。

这项技术的一个主要缺点是，许多关于其肿瘤学安全性的问题仍在争论中。实际上，局部切除会导致更近的切缘，并且无法进行淋巴结检测。此外，该技术依赖直肠内超声或盆腔磁共振成像进行局部分期，因准确性有限，仅少数低位直肠肿瘤患者具备经肛局部切除的条件。好在不断涌现的新技术改善了术中暴露，使经肛途径更加可行。因此，根据国际指南，现在推荐直径<3cm且分级低（良好到中度分化）的早期直肠癌（T1N0）患者使用TEM。然而，大型临床中心实践表明，即使对扩展到肌层的局限性肿瘤（T2N0），TEM也被证明是可行且肿瘤学安全的技术，而肿瘤学预后是临床领域最为看重，激烈讨论和研究的热门问题。对于那些无法安全承受重大腹部手术的高级病变（T3或以上，N1或以上）患者，也可以提供局部切除作为解决局部疾病的姑息措施。

另一个缺点与医师的技术水平相关。TEM是一种技术要求较高、学习曲线较长的技术，即使在经历了技术进步和传统器械改良后，仍然具有挑战性。

TEM需要一套专门的仪器设备，其购买成本高昂。然而，手术技术的经济评估包括直接成本（来源于仪器购买）和间接成本（占用手术室和患者及人员的总费用）。TEM的优势在于，其利于患者早日出院并可能作为门诊手术进行，具有较低的并发症发生率。这无疑极大地降低了此种术式的间接成本，一定程度上抵消了购买设备的经济压力，从而使TEM更具成本效益。

TEM的适应证与直肠息肉的内镜切除重叠。在20世纪90年代末，内镜作为一种诊断技术和治疗方法得到了推广。首先，大块分段式电切术被报道和应用。随后，医师们使用内镜电外科刀实现了整块切除，这被称为"内镜黏膜下剥离术"。直肠息肉的内镜切除数量急剧增加，使得TEM的应用受到质疑。

然而，需要记住的是，TEM作为外科切除技术，天然就具备更高的整体切除率，且在并发症和肿瘤学结局之间维持了良好的平衡，这使其依然具备一定的优越性。

13.2.1　技术详解：经肛内镜微创手术

总的来说，TEM包括从肛缘到骨盆缘的直肠病变的全层切除，依靠的是先进的透镜技术提供的3D放大视图，以及随后的直肠缺损闭合的发展。

该技术使用长12cm或20cm，直径为4cm的特制直肠镜进行，使用CO_2填充直肠肠腔，压力维持在10～15mmHg。这可以通过特定的或常规的腹腔镜CO_2充气器来实现。手术台上的光学视觉设备具有良好的稳定性，视野最高能放大6倍，使得术者可以很好地观察直肠病变。患者的体位严格依据病变的位置来选择（例如，前方病变采用俯卧位，后方病变采用仰卧位）。

13.3 简化之道：经肛微创手术

最近，学术界提出了一种新的技术变种，它结合了腹腔镜手术的方法和TEM的原则。

其初衷是为了避免购买专用ＴＥＭ仪器所产生的成本而提出的技术，即经肛微创手术（TAMIS）可以使用现有的腹腔镜设备来完成。同时也可以缩短经肛手术的学习曲线。引入这种技术简化解决了TEM的两大缺点，并使经肛切除直肠癌的应用更广泛，从而带来相关治疗收益。这种方法引入了几种经肛通路，包括一次性和可重复使用的单孔设备（图13.1）。

与TEM不同的是，TAMIS作为一种单一外科医师的手术，需要一名助手医师控制镜头，这可能会导致手术过程中图像不稳定。

外科医师使用标准的腹腔镜器械，一旦插入就使用一种切除技术来完成手术，这种技术复制了TEM所描述的步骤。然而，大多数单端口仅有3个入口，因此无法连续吸除电切烟雾。此外，由于需要较大的器械角度调整，进入直肠下段时可能更困难。某些患者的直肠褶皱可能使直肠上段的检查或治疗更加困难。这些特点限制了TAMIS的适应证，使这种类型的切除手术最适合中段直肠病变。

13.4 机器人技术在经肛手术中的应用

将机器人技术应用于经肛手术，无非是将TEM原理自然地延伸到现代。机器人经肛手术的实验可追溯到2010年，当时基于干性实验室和尸体模型的前临床研究初步展示了使用达芬奇机器人手术系统进行此类手术的可行性。人体中的首例机器人经肛切除手术于2012年完成。2013—2022年，研究者共发表了12篇文章，其中5篇为病例报告，3篇为病例系列报告，2篇为前瞻性队列研究，1篇为回顾性队列研究，还有1篇为第二阶段临床试验。

机器人经肛切除手术涉及许多变量，如使用的平台。这些研究报告使用了不同的机器人平台，包括达芬奇Si系统、达芬奇Xi系统、达芬奇单孔系统和Flex机器人系统。其他变量包括患者的体位，几乎所有论文中这一设置都取决于病变的位置。使用机器人系统进行此类手术的理由在于，这些平台能够增强灵巧性、改善人体工学，同时提供三维视觉。理想情况下，机器人手术方式还能够触及更大、更近端和更复杂的病变，包括环形病变。然而，根据一些作者的观点，达芬奇Xi系统相比于腹腔镜系统的一个优势是机器人手臂具有更高的机动性，无论病变位于何处均可触达，这种技术使对直

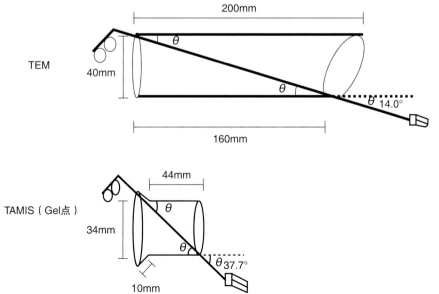

图13.1 经肛门内镜微创手术（TEM）与经肛门微创手术（TAMIS）的比较

肠病变的治疗变得更加容易。而腹腔镜经肛切除手术的执行程度高度依赖患者的体位，如果患者未处于正确的体位，手术将更加困难。由于机器人经肛手术仍在发展中，目前还未定义出可被视为黄金标准的明确手术方法。

13.5 结语

直肠癌的治疗历来是最具争议的话题之一。在科技和技术层面，直肠癌的管理已经取得了显著进步。例如放疗这样的新兴联合疗法的发展，使TEM在更高级别直肠癌中也成了一个可行的选择。此外，机器人技术革命也影响到了经肛手术领域，未来可能成为直肠手术的发展方向。

参考文献

[1] Shelton AA, Goldberg SM. Evolution of the surgical management of rectal cancer. In: Audisio RA, Geraghty JG, Longo WE, editors. Modern management of cancer of the rectum. Springer; 2001. p. 1–5.

[2] Galler AS, Petrelli NJ, Shakamuri SP. Rectal cancer surgery: a brief history. Surg Oncol. 2011;20:223–30.

[3] Hawkins FE Jr, Marks C. The parasacral approach to the rectum. Am Surg. 1984;50:623–7.

[4] Miles WE. A method of performing abdominoperineal excision for carcinoma of the rectum and of the terminal portion of the pelvic colon. Lancet. 1908(II):172(4451):1812–1813. Republished in: CA Cancer J Clin. 1971;21:361–4.

[5] Corman ML. Carcinoma of the rectum. In: Corman ML, editor. Colon and rectal surgery. Philadelphia: Lippincott; 1984. p. 329–411.

[6] Dixon CF. Anterior resection for malignant lesions of the upper part of the rectum and lower part of the sigmoid. Ann Surg. 1948;128(3):425–42.

[7] Inoue Y, Kusunoki M. Resection of rectal cancer: a historical review. Surg Today. 2010;40(6):501–6.

[8] Fain SN, Patin CS, Morgenstern L. Use of a mechanical suturing apparatus in low colorectal anastomosis. Arch Surg. 1975;110(9):1079–82.

[9] Ruo L, Guillen JG. Major 20th-century advancements in the management of rectal cancer. Dis Colon Rectum. 1999;42(5):563–78.

[10] Enker WE. The natural history of rectal cancer 1908–2008: the evolving treatment of rectal cancer into the twenty-first century. Semin Colon Rectal Surg. 2010;21(2):56–74.

[11] Heald RJ, Ryall RD. Recurrence and survival after total mesorectal excision for rectal cancer. Lancet. 1986;1(8496):1479–82.

[12] Buess G, Theiss R, Hutterer F, et al. Die transanale endoskopische Rektumoperation–Erprobung einer neuen Methode im Tierversuch [Transanal endoscopic surgery of the rectum– testing a new method in animal experiments]. Leber Magen Darm. 1983;13(2):73–7.

[13] Benson AB 3rd, Bekaii-Saab T, Chan E, et al. Rectal cancer. J Natl Compr Cancer Netw. 2012;10(12):1528–64.

[14] Morino M, Allaix ME, Caldart M, et al. Risk factors for recurrence after transanal endoscopic microsurgery for rectal malignant neoplasm. Surg Endosc. 2011;25(11):3683–90.

[15] Allaix ME, Arezzo A, Morino M. Transanal endoscopic microsurgery for rectal cancer: T1 and beyond? An evidence-based review. Surg Endosc. 2016;30(11):4841–52.

[16] Ortenzi M, Arezzo A, Ghiselli R, et al. Transanal endoscopic microsurgery after the attempt of endoscopic removal of rectal polyps. Surg Endosc. 2022;36(10):7738–46.

[17] Mellgren A, Sirivongs P, Rothenberger DA, et al. Is local excision adequate therapy for early rectal cancer? Dis Colon Rectum. 2000;43(8):1064–71. discussion 71–4

[18] Barresi V, Bonetti LR, Ieni A, et al. Histologic grading based on counting poorly differentiated clusters in preoperative biopsy predicts nodal involvement and pTNM stage in colorectal cancer patients. Hum Pathol. 2014;45(2):268–75.

[19] Glynne-Jones R, Wyrwicz L, Tiret E, et al. Rectal cancer: ESMO Clinical Practice Guidelines for diagnosis, treatment and follow-up. ESMO. 2017;28(suppl_4):iv22–40.

[20] Benson AB 3rd, Venook AP, Al-Hawary MM, et al. Rectal cancer, version 2.2022, NCCN clinical practice guidelines in oncology. J Natl Compr Cancer Netw. 2022;20(10):1139–67.

[21] Lezoche E, Baldarelli M, Lezoche G, et al. Randomized clinical trial of endoluminal locoregional resection versus laparoscopic total mesorectal excision for T2 rectal cancer after neoadjuvant therapy. Br J Surg. 2012;99(9):1211–8.

[22] Guerrieri M, Ortenzi M, Lezoche G, et al. Transanal endoscopic microsurgery in the treatment of large rectal adenomas. Minerva Chir. 2016;71(6):360–4.

[23] Guerrieri M, Ortenzi M, Cappelletti Trombettoni MM, et al. Local excision of early rectal cancer by transanal endoscopic microsurgery (TEM): the 23-year experience of a single Centre. J Cancer Ther. 2015;6(15):1000–7.

[24] Albert MR, Atallah SB, deBeche-Adams TC, et al. Transanal minimally invasive surgery(TAMIS) for local excision of benign neoplasms and early-stage rectal cancer: efficacy and outcomes in the first 50 patients. Dis Colon Rectum. 2013;56(3):301–7.

[25] Maslekar S, Pillinger SH, Sharma A, et al. Cost analysis of transanal endoscopic microsurgery for rectal tumours. Color Dis. 2007;9(3):229−34.

[26] de Graaf EJ, Burger JWA, van Ijsseldijk ALA, et al. Transanal endoscopic microsurgery is superior to transanal excision of rectal adenomas. Color Dis. 2011;13(7):762−7.

[27] Martin-Perez B, Andrade-Ribeiro GD, Hunter L, Atallah S. A systematic review of transanal minimally invasive surgery (TAMIS) from 2010 to 2013. Tech Coloproctol. 2014;18(9):775−88.

[28] Atallah S, Albert M. Robotic Transanal surgery. In: Kim KC, editor. Robotics in general surgery. Springer; 2014. p. 261−6.

[29] Atallah SB, Albert MR, deBeche-Adams TH, Larach SW. Robotic transanal minimally invasive surgery in a cadaveric model. Tech Coloproctol. 2011;15(4):461−4.

[30] Hompes R, Rauh SM, Hagen ME, Mortensen NJ. Preclinical cadaveric study of transanal endoscopic da Vinci surgery. Br J Surg. 2012;99(8):1144−8.

[31] Atallah S, Parra-Davila E, deBeche-Adams T, et al. Excision of a rectal neoplasm using robotic transanal surgery (RTS): a description of the technique. Tech Coloproctol. 2012;16(5):389−92.

[32] Watanaskul S, Schwab ME, Chern H, et al. Robotic transanal excision of rectal lesions: expert perspective and literature review. J Robot Surg. 2023;17(2):619−27.

[33] Lo KW, Blitzer DN, Shoucair S, Lisle DM. Robotic transanal minimally invasive surgery: a case series. Surg Endosc. 2022;36(1):793−9.

[34] Morino M, Forcignano E, Arezzo A. Initial clinical experience with a novel fexible endoscopic robot for transanal surgery. Tech Coloproctol. 2022;26(4):301−8.

[35] Ngu JC, Kuo LJ, Kung CH, et al. Robotic transanal minimally invasive surgery for rectal cancer after clinical complete response to neoadjuvant chemoradiation. Int J Med Robot. 2018;14(5):e1948.

（译者：徐坤　李凡）

第四部分
其他

第14章
机器人辅助下的结直肠癌合并肝转移的一期切除

Graziano Ceccarelli, Aldo Rocca, Alberto Patriti, Walter Bugiantella,
Fabio Ermili, Andrea Coratti, and Michele De Rosa

14.1 引言

结直肠癌（Colorectal Cancer，CRC）位居西方国家常见恶性肿瘤的第三位，而肝脏是其最多发的转移部位，超过50%的患者在疾病的自然进程中会发生肝转移（Liver Metastases，LM）：其中15%～25%的患者被诊断出同时性肝转移，20%～30%的患者后期被诊断出肝转移。虽然同时性肝转移被认为具有较差的生物学特性和预后，但手术是目前唯一能够提供潜在治愈可能的治疗方法。虽然只有20%的患者适合手术治疗，但原发性

结直肠癌和肝转移灶的根治性切除可使患者五年生存率达到40%～57%，而无法同期手术切除的患者的五年生存率则为3%～9%。

14.2 同时性结直肠癌肝转移的疾病管理

多学科综合治疗被认为是有效的管理策略，有3种手术方案可供选择：第一种为"分期手术切除法"，先进行结直肠切除，然后进行辅助化疗，最后进行肝脏切除，这种方法的优点是能更好地控制肠梗阻症状；第二种为同步进行结直肠癌和肝转

补充信息：
线上信息详见 https://doi.org/10.1007/978-3-031-33020-9_14.

G. Ceccarelli (✉) · W. Bugiantella · F. Ermili · M. De Rosa
General and Robotic Surgery Unit, San Giovanni Battista Hospital, Foligno (Perugia), Italy
e-mail: g.cecca2003@libero.it; dr.bugiantella@gmail.com; fabio.ermili@uslumbria2.it;
michele.derosa@nhs.net

A. Rocca
Department Medicine and Health Sciences V. Tiberio, University of Molise,
Campobasso, Italy
e-mail: aldo.rocca@unimol.it

A. Patriti
General and Oncological Surgery Unit, Ospedali Riuniti Marche Nord, Pesaro, Italy
e-mail: alberto.patriti@ospedalimarchenord.it

A. Coratti
Department of General and Emergency Surgery, Azienda USL Toscana Sud Est, Misericordia
Hospital and School of Robotic Surgery, Grosseto, Italy
e-mail: corattian@gmail.com

移癌的"一期性切除法";第三种为"优先行肝脏切除法"。对于可切除的同时性结直肠癌肝转移,最佳策略仍存在争议。一期性手术切除策略是一种安全可行的选择,特别是在进行部分肝切除时,而对于较大的肝脏切除,术后并发症的发生风险则显著增加。与传统开腹手术方法相比,特别是在手术量大的医学中心,微创手术方法在结直肠和肝脏手术中已被证明对患者更有益,例如术中出血少、术后恢复快、住院时间短、术后并发症较少等。同时,二者的R0切除边缘和无病存活时间也无差异。然而,腹腔镜手术是一项具有挑战性的手术操作,这需要两个外科团队或同时熟练微创结直肠和肝脏手术的外科医师来进行。

14.3 同时性结直肠癌肝转移的机器人手术

全球范围内,已有多篇临床研究报道了机器人一期切除同时性结直肠癌肝转移(Synchronous CCLM)的病例。随着最新的达芬奇机器人Xi平台的问世,腹部多象限手术更加容易,设备的重新对接也更快。2008年由Choi等首次报道了低位直肠联合肝脏Ⅲ段切除术,手术总时长约为360min。随后在2009年,Patriti等发表了7例有关腹腔镜联合机器人辅助系列手术的报道。Garritano等于2016年发表了系统综述,总结了20项关于腹腔镜和机器人辅助一期切除手术的研究,并认为微创手术在短期预后等方面优于传统开腹手术。另外一篇发表于2018年的综述统计分析了超过1000名患者,结果提示,无论是中小型手术切除还是大型手术切除,机器人手术方式都更加安全和便捷。根据Dwyer等的报道,他们的6例机器人手术未出现中转开腹,平均手术时长是401min,平均术中失血316mL,术后平均住院日为4.5天。其中1例术后出现了吻合口瘘,2例术后出现了盆腔脓肿,术后30天内没有患者死亡。Soh等报道了4例机器人直肠联合肝胆切除的病例,发现同仅接受直肠切除的病例相比,在住院时间和术后并发症(吻合口瘘和出血量)等方面没有明显差异。2019年,Navarro等发表了一项12例患者的研究,肝脏手术包括6例楔形切除术,1例肝尾状叶切除术,2例右肝切除术,1例左肝切除术,1例左侧肝段切除术和1例肝脏分区联合门静脉结扎分期肝切除术(ALPPS)。上述12例手术的平均手术时间为449min,平均失血量为274.3mL,没有发生中转开腹,术后出现2例Ⅲ级并发症,其中报告了1例吻合口瘘和2例肝脓肿。同年,Giovanetti等报道了5例机器人肝脏联合结直肠切除手术病例,没有出现术后30天内死亡的情况。2021年,Ceccarelli等报道了1项单中心研究,在这28例同期进行结直肠癌肝转移手术的患者中,对于肝脏切除,使用机器人手术的获益更大。44例肝转移灶中有18例(40%)位于后肝段(肝Ⅳa段、肝Ⅷ段、肝Ⅷ段和肝Ⅰ段等),而这些部位在传统腹腔镜手术中通常被认为具有挑战性。这些手术的平均时间为332min,失血量为143mL,住院时间为8天,并且有2例中转开腹和3例术后出现Ⅲ~Ⅳ级Clavien-Dindo并发症。

机器人的运用可以实现对所有肝段的最佳进入,即使是对于要求最苛刻的肝脏后部或腔旁肿瘤,也有利于进行保留肝实质的手术。Masetti等报道了1例全机器人下同期进行左半结肠切除术和肝转移灶的ALPPS切除手术,还报道了1例同期进行直肠及肝、肺转移瘤切除的病例。

对于同期手术来说,平均手术时间取决于两部分手术的复杂程度,并且可以采用不同的评分来评估微创肝切除的复杂程度。一般来说,机器人手术的对接、安装过程相对较长。根据Mc Guirk等的报道,机器人手术的平均时间为420min,与Zhu、Spampinato等报道的腹腔镜实时数据没有统计学差异(320min vs. 495min),而住院时间则取决于许多不同的因素,如肝切除术或结肠直肠切除术的复杂性、患者状况、加速康复计划的遵守情况,以及发生并发症的情况等。

14.4 技术方面

为了最大限度地提高时间效率并降低中转开腹风险，我们建议从肝脏和结直肠疾病之间最具挑战性的部分开始手术。一般来说，肝脏大部切除术、后/腔静脉旁或双侧肝段切除术，以及肥胖/男性患者的低位直肠切除术需要较长的时间。有时可以考虑混合腹腔镜–机器人手术。

14.4.1 机器人辅助肝切除术

如果手术从肝脏切除开始，患者采取仰卧位，双腿分开，手术台处于反Trendelenburg仰卧位，向肝脏肿瘤的相反侧倾斜。对于后段肝脏，侧卧或半侧卧位或在侧腰部放置枕头可能是有用的，一个机器人端口可以放置在肋间隙。初步腹腔探查可排除腹膜癌症。术中常规进行肝脏超声评估，以排除或识别其他病变，并在手术过程中规划和引导切除边缘。手术端口根据目标位置确定。插入额外的穿刺器给助手使用，助手位于患者双腿之间。达芬奇Xi机器人根据目标区域从患者头部对接臂（图14.1）。对于重大或要求严格的切除，建议使用环形包扎法（Pringle操作，包扎肝脏血管束），使用体外或体内方法进行血管控制。肝实质切割使用机

器人双极（马里兰）和弯曲剪刀，或使用其他腹腔镜设备进行。3~4mm的血管可通过双极或能量设备管理，较大的血管最好使用金属夹或Hemolok夹夹闭或缝合固定。吲哚菁绿染料可用于术中实时识别胆道树和血管解剖。如果在手术前1~2天注射，则可突出显示肝脏病变。它还可能有助于规划切割线，并在手术结束时检查胆汁淤积情况。

14.4.2 机器人辅助结肠直肠切除术

机器人辅助的结肠直肠切除术通常需要重新对接机器人平台。根据结直肠肿瘤的位置，可能需要额外的端口。右半结肠切除通常可以通过单次对接来完成（图14.1）。对于左半结肠切除术和直肠切除术，则需要重新对接并重新调整手术平台的位置。当结直肠切除是第一步且计划进行Pringle操作时，吻合术应在肝切除后进行。直肠切除后，通常会考虑进行回肠预防造瘘。通常将标本装入不同的袋子并通过Pfannenstiel切口取出（图14.2）。

14.5 结论

近年来，随着机器人平台的普及，它们在多脏器–多腹区手术和同期行肝转移灶切除中的应用也已经增加。与腹腔镜手术相比，机器人手术在精细解剖和微缝合方面具有更好的准确性和更好的血

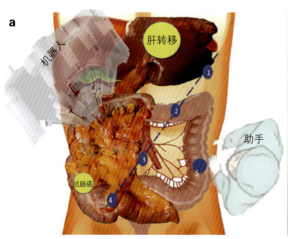
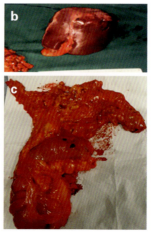

图14.1 （a）单机器人机位用于右半结肠联合肝脏切除；（b）（c）标本（左肝和右半结肠）

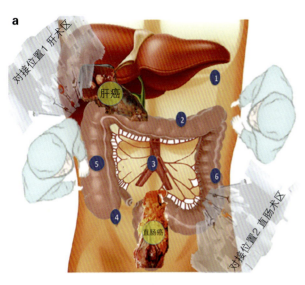

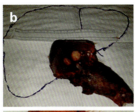

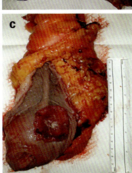

图14.2　（a）双机器人机位用于肝脏（V段）切除及直肠癌切除；（b）（c）标本

管管理，特别是对于后段肝脏的保肝手术，学习曲线更短。相较于腹腔镜手术，中转开腹率似乎在机器人手术中降低了。混合手术方法（腹腔镜和机器人）可能会减少总手术时间，将机器人技术保留用于最具挑战性的手术。有必要开展随机对照研究，以充分展示这项技术在减少术后并发症等方面的优势。

参考文献

[1] Manfredi S, Lepage C, Hatem C, et al. Epidemiology and management of liver metastases from colorectal cancer. Ann Surg. 2006;244(2):254–9.

[2] van Amerongen MJ, van der Stok EP, Fütterer JJ, et al. Short term and long term results of patients with colorectal liver metastases undergoing surgery with or without radiofrequency ablation. Eur J Surg Oncol. 2016;42(4):523–30.

[3] Siriwardena AK, Mason JM, Mullamitha S, et al. Management of colorectal cancer presenting with synchronous liver metastases. Nat Rev Clin Oncol. 2014;11(8):446–59.

[4] Gavriilidis P, Sutcli RP, Hodson J, et al. Simultaneous versus delayed hepatectomy for synchronous colorectal liver metastases: a systematic review and meta-analysis. HPB (Oxford). 2018;20(1):11–9.

[5] Jones TJ, Murphy AE, Tameron A, et al. Trends and outcomes of synchronous resection of colorectal metastasis in the modern era-analysis of targeted hepatic NSQIP database. J Surg Res. 2019;238:35–40.

[6] Pan L, Tong C, Fu S, et al. Laparoscopic procedure is associated with lower morbidity for simultaneous resection of colorectal cancer and liver metastases: an updated meta-analysis. World J Surg Oncol. 2020;18(1):251.

[7] Choi SB, Park JS, Kim JK, et al. Early experiences of robotic-assisted laparoscopic liver resection. Yonsei Med J. 2008;49(4):632–8.

[8] Patriti A, Ceccarelli G, Bartoli A, et al. Laparoscopic and robot-assisted one-stage resection of colorectal cancer with synchronous liver metastases: a pilot study. J Hepato-Biliary-Pancreat Surg. 2009;16(4):450–7.

[9] Giulianotti PC, Bianco FM, Daskalaki D, et al. Robotic liver surgery: technical aspects and review of the literature. Hepatobiliary Surg Nutr. 2016;5(4):311–21.

[10] Sullivan KM, Fong Y. Multivisceral resection in robotic liver surgery. Cancers (Basel). 2022;14(2):355.

[11] Morelli L, Di Franco G, Guadagni S, et al. Full robotic colorectal resections for cancer combined with other major surgical procedures: early experience with the da Vinci xi. Surg Innov. 2017;24(4):321–7.

[12] Garritano S, Selvaggi F, Spampinato MG. Simultaneous minimally invasive treatment of colorectal neoplasm with synchronous liver metastasis. Biomed Res Int. 2016;2016:9328250.

[13] Tsilimigras DI, Moris D, Vagios S, et al. Safety and oncologic outcomes of robotic liver resections: a systematic review. J Surg Oncol. 2018;117(7):1517–30.

[14] Dwyer RH, Scheidt MJ, Marshall JS, Tsoraides SS. Safety and efficacy of synchronous robotic surgery for colorectal cancer with liver metastases. J Robot Surg. 2018;12(4):603–6.

[15] Soh JS, Joo JI, Park YH, Lim SW. Robotic rectal cancer

surgery simultaneously performed with combined abdominal surgeries. Asian J Surg. 2019;42(12):1024−7.

[16] Navarro J, Rho SY, Kang I, et al. Robotic simultaneous resection for colorectal liver metastasis: feasibility for all types of liver resection. Langenbeck's Arch Surg. 2019;404(7):895−908.

[17] Giovannetti A, Sucandy I, Dinallo A, et al. Combined robotic colon and liver resection for synchronous colorectal liver metastasis: a movement toward a new gold standard. Am Surg. 2019;85(8):e374−6.

[18] Ceccarelli G, Rocca A, De Rosa M, et al. Minimally invasive robotic-assisted combined colorectal and liver excision surgery: feasibility, safety and surgical technique in a pilot series. Updat Surg. 2021;73(3):1015−22.

[19] Casciola L, Patriti A, Ceccarelli G, et al. Robot-assisted parenchymal-sparing liver surgery including lesions located in the posterosuperior segments. Surg Endosc. 2011;25(12):3815−24.

[20] Masetti M, Lombardi R, Romboli A, Jovine E. Fully robotic ALPPS and simultaneous left colectomy for synchronous colorectal liver metastases. J Laparoendosc Adv Surg Tech A. 2020;30(10):1106−9.

[21] Xu JM, Wei Y, Wang XY, et al. Robot-assisted one-stage resection of rectal cancer with liver and lung metastases. World J Gastroenterol. 2015;21(9):2848−53.

[22] Wakabayashi G. What has changed after the Morioka consensus conference 2014 on laparoscopic liver resection? Hepatobiliary Surg Nutr. 2016;5(4):281−9.

[23] McGuirk M, Gachabayov M, Rojas A, et al. Simultaneous robot assisted colon and liver resection for metastatic colon cancer. JSLS. 2021;25(2):e2020.00108.

[24] Zhu DX, He GD, Mao YH, et al. Efficacy analysis on laparoscopic simultaneous resection of primary colorectal cancer and liver metastases [article in Chinese]. Zhonghua Wei Chang Wai Ke Za Zhi. 2020;23(6):584−8.

[25] Spampinato MG, Mandalá L, Quarta G, et al. One-stage, totally laparoscopic major hepatectomy and colectomy for colorectal neoplasm with synchronous liver metastasis: safety, feasibility and short-term outcome. Surgery. 2013;153(6):861−5.

[26] Guerra F, Giuliani G, Saccucci G, Coratti A. Simultaneous, single-docking robotic resection for right colon cancer with synchronous liver metastases. Surg Oncol. 2022;43:101816.

（译者：管成剑 郭伟）

第15章
达芬奇Xi手术机器人在多象限和多器官手术中的应用

Luca Morelli, Simone Guadagni, Annalisa Comandatore, Niccolò Furbetta, Desirée Gianardi, Gregorio Di Franco, Matteo Palmeri, Giovanni Caprili, and Giulio Di Candio

15.1 引言

得益于癌症预防、诊断技术的进步和癌症治疗的长足发展，癌症患者的总体生存率不断提高。在临床实践中，需要手术干预的多发性、同时性或异时性恶性肿瘤越来越常见。据报道，多发性原发癌的发生率达2%～17%。对于同时确诊两种或两种以上癌症的患者，首要目标是确定最佳的治疗策略。经过多学科肿瘤团队讨论，可以考虑采用联合微创手术策略，用于治疗消化系统、泌尿系统和妇科系统等部位的同时性恶性肿瘤。这种方法作为分期性手术的替代治疗方案，可能会减少术后并发症，同时优化辅助化疗的时机。

15.2 达芬奇手术机器人系统

自达芬奇Si手术机器人系统推出以来，在多种手术适应证中观察到与腹腔镜手术相似或更优越的结果。该系统越来越受欢迎，特别是在普通外科、泌尿外科、妇科和胸外科等领域，但仅限于单象限手术。起初，多器官联合手术并不是机器人手术的适应证，因为会发生器械碰撞，并且需要增加达芬奇Si版本戳卡的数量。这一局限性也涉及一些单器官/多象限手术，如直肠切除术等。为了克服这些缺点，通常需要进行二次对接或混合手术，与开腹手术和腹腔镜手术相比，其操作流程烦琐，且手术时间明显更长。

补充信息：
线上信息详见 https://doi.org/10.1007/978-3-031-33020-9_15.

L. Morelli (✉) · S. Guadagni · A. Comandatore · N. Furbetta · D. Gianardi · G. Di Franco · M. Palmeri · G. Caprili · G. Di Candio
Department of Translational Research and New Technologies in Medicine and Surgery, Azienda Ospedaliero Universitaria Pisana, Pisa, Italy
e-mail: luca.morelli@unipi.it; simone5c@virgilio.it; a.comandatore@libero.it; niccolo. furbetta@ao-pisa.toscana.it; gianardi.d@gmail.it; gregorio.difranco@med.unipi.com; palmeri.matteo@gmail.com; mabcap@libero.it; g.dicandio@tin.it

2015年推出的达芬奇Xi手术机器人系统针对上述缺点进行了改进，采用完全机器人手术方案，显著提高了进行联合手术的能力。为了克服Si系统的局限性，Xi系统推出了一些新的重要功能，如更灵活的机械臂、磁性连接器、FLEX功能、旋转式吊臂、无线连接控制台，以及可移动手术台（达芬奇™）等。凭借这些特点和技术，手术机器人对接变得更加简单快捷，工作空间范围也更大。通过达芬奇™，医师可以同时移动患者和腹腔内的器械且无须解锁和重新对接。

因此，达芬奇Xi手术机器人显著增强了进行多象限/多器官手术的能力。

15.3 技术要点

开展多象限/多器官手术可考虑使用的技术包括FLEX功能、达芬奇™（可选），以及旋转式吊臂系统等。此外，磁性连接器的便捷对接/解锁功能、定位功能和指示激光，以及特定的戳卡定位策略等也起着至关重要的作用。

15.3.1 FLEX功能

达芬奇Si系统为了最大限度扩大工作范围，需要将外部机械臂间距尽可能地拉开。不同于Si系统，Xi的水平关节紧凑排列，每个机械臂之间保留了一拳宽的间隔，因此机械臂可彼此平行移动，这一功能被称为FLEX。在多象限手术中，目标位于患者身体同侧时，FLEX功能至关重要。因为它可以在不解锁端口对接的情况下将机械臂重新定向到新的目标解剖结构，使手术区域延伸至Xi FLEX关节以外（图15.1）。

15.3.2 可移动手术台

达芬奇Xi系统另一个重要的工具是达芬奇™。该手术台支持集成的台式运动，使腹部内的器械

跟随患者重新定位而无须解锁机器人的对接。达芬奇™进一步简化了手术流程，避免了解锁/重新对接的烦琐步骤和时间的消耗，使外科医师能够最大限度地利用机器人技术的优势。在处理复杂解剖结构时，能够更快、更高效地暴露不同象限/手术目标。

达芬奇Xi手术机器人系统与新的手术台结合可以帮助外科医师优化重力暴露，即使在狭窄空间中也能快速暴露不同的手术目标。除了减少手术时间，达芬奇™还增加了患者的安全性——通过分级Trendelenburg重新定位来尽量避免极端姿势，并在手术暴露目的达到时停止。达芬奇™通过精确调节Trendelenburg和/或侧倾角度，而不超出所需倾斜度，实现了最佳的"受控分级重力暴露"。此外，麻醉医师可以通过合作，精确控制手术台的位置，为手术团队提供最佳视野。因此，达芬奇™是一个非常有趣的工具，有助于外科医师进行多器官和多象限手术操作，对患者重新定位而不干扰手术流程，并确保机器人器械安全到达目标部位。

15.3.3 旋转式吊臂、定位功能、磁性连接器、指示激光

如前所述，一些联合手术可以通过单次对接完成，尤其是当目标器官位于两个相邻象限（如盆腔和左上腹部）时，无论是否需要改变患者的体位。当目标器官位于相对象限或关节活动范围超出极限时，可能需要进行二次对接。此时，磁性连接器、定位功能和指示激光等设备提供了便捷的对接/解锁操作。

此外，旋转式吊臂系统可以进行360°旋转，从而实现对侧手术入路操作而无须更换机器人车的位置。通过解锁对接并进行重新定位和对接（对向象限技术），吊臂可以重新定向到患者身体的任何部分。这种在保持机器人车位置不变的同时旋转吊臂的操作，节省了手术时间（图15.2）。

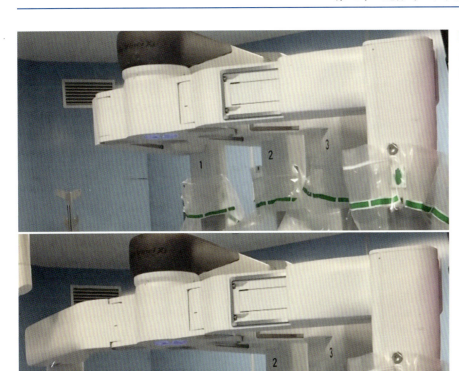

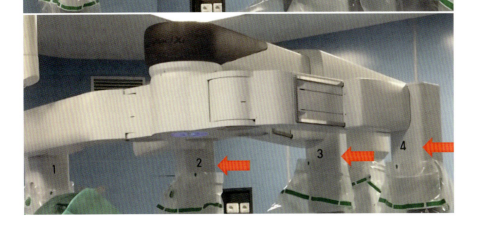

图15.1　借助FLEX功能，无须解锁端口对接，机械臂可以手动重新定向到新的目标解剖结构

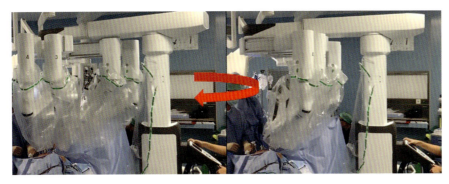

图15.2　通过解锁对接并进行重新定位和对接，吊臂系统可以重新定向到患者的任何部位

15.3.4 放置戳卡

进行多器官/多象限联合手术时，应根据具体情况调整戳卡位置，并遵循一些基本原则。首先，始终遵循直线规则——由Intuitive公司针对达芬奇机器人系统提出。从左肋下区到右髂窝构建对角线，以脐部为中心，遵循Intuitive针对左下腹部手术提出的经典通用戳卡放置指南。根据手术部位和第二目标器官的不同，可能需要将所有戳卡向右或向左移动，并/或改变对角线的角度（图15.3）。例如，在行右半结肠切除联合左半结肠切除时，戳卡以脐部为中心放置；如果手术主要涉及左侧象限（如左结肠切除联合胰体尾切除），所有戳卡都应向右移动2cm或3cm。在行右半结肠切除联合右肾切除或子宫切除时，戳卡应向左移动2～3cm，且始终呈斜向排列。根据多象限手术的类型，助手的戳卡可以放置在右侧或左侧腹部。

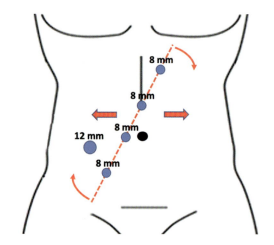

图15.3 将戳卡沿倾斜直线放置可以进行不同的联合手术，也可根据手术部位将戳卡连线向左或向右移动，或旋转一定角度

15.4 机器人联合手术

以下是文献中报道的一些成功实施的联合手术的案例。

- 右半结肠切除联合右肾上腺切除术：患者首先位于左侧卧位，戳卡位置参照标准机器人肾上腺切除术；然后将患者转至仰卧位，重新对接以进行右半结肠切除术。

- 右半结肠切除联合右肾部分切除术：戳卡连线向左移动约3cm，助手12mm戳卡置于左侧腹部，患者位于反Trendelenburg位且向左倾斜15°。首先进行右半结肠切除术，然后不改变患者体位进行右肾部分切除术。其他作者描述了相同的手术步骤，但需要解锁机器人对接并对患者重新定位。手术开始时，患者处于仰卧位，15°反Trendelenburg位，双腿分开，机器人车置于患者右侧，定位点在结肠肝曲水平，以减少器械碰撞，然后常规行右半结肠切除术。但在取出标本和腹腔内吻合之前，会进行肾部分切除并离断相关动脉，此时患者仍处于仰卧位，但需要进一步将手术台向左倾斜。而在某些复杂的肾部分切除案例中，则需要解锁机器人对接并将患者置于左侧卧位，将右臂内收于头顶上方。

- 直肠前切除联合胰尾神经内分泌肿瘤摘除术：戳卡连线向右移动约3cm，助手12mm戳卡置于右侧腹部。利用达芬奇™技术可以两次改变患者的体位。首先，将患者置于15° Trendelenburg位并向右倾斜25°，以方便暴露肠系膜下静脉，游离结肠脾曲和降结肠，并剥离切除胰尾肿瘤。然后，将患者向右倾斜15°并置于20° Trendelenburg位，进一步完成直肠全系膜切除术。

- 右半结肠切除联合子宫切除术：戳卡的放置以脐部居中，助手12mm戳卡位于左侧腹部。在行子宫切除术时，患者处于30° Trendelenburg位，利用达芬奇™技术在不危及患者安全的情况下暴露盆腔内脏器。接下来行右半结肠切除，解除对接，吊臂旋转180°，并将手术床向左倾斜10°，以结扎回结肠血管并游离右侧结肠。最后调整倾斜角度，完成腹腔内吻合。

- 乙状结肠或直肠前切除联合右半结肠切除术：戳卡的放置以脐部居中，助手12mm戳卡位于右侧腹部。首先进行右半结肠切除，然后解锁机器人对接，吊臂旋转180°，患者向右倾斜15°并置于15° Trendelenburg位，以游离左侧结肠并暴露肠系膜下静脉。然后通过达芬奇™系统将患者置于20° Trendelenburg位，以游离乙状结肠和高位直肠。最后通过耻骨上小切口取出标本，并进行结肠直肠吻合。

- 直肠前切除联合肝切除术：戳卡放置以脐部居中，助手12mm戳卡位于左侧腹部。完成直肠前切除后，解锁机器人对接，吊臂旋转180°，将患者置于15°反Trendelenburg位并向左倾斜25°，以进行肝切除。

- 理想情况下，通过改变戳卡连线倾斜角度或将其向右或向左移动，可以进行其他多象限的联合手术。

15.5　总结

根据目前的文献报道，机器人多器官和多象限联合手术已被证明是安全可行的，对改善术后结局、缩短住院时间，以及早期开始辅助治疗均具有积极作用。然而，由于报道的手术过程差异较大，目前仍缺乏标准化流程，这表明达芬奇Xi和达芬奇™仍具有较大的潜力。此外，随着技术的快速发展，新的机器人平台不断涌现，如达芬奇SP。该平台通过单孔通道进行手术，以改善预后结果，实现更好的镇痛管理和美容效果，并在减少长期腹壁并发症方面具有积极作用。

参考文献

[1] Vogt A, Schmid S, Heinimann K, et al. Multiple primary tumours: challenges and approaches, a review. ESMO Open. 2017;2(2):e000172.

[2] Piccoli M, Esposito S, Pecchini F, et al. Full robotic multivisceral resections: the Modena experience and literature review. Updat Surg. 2021;73(3):1177–87.

[3] Morelli L, Di Franco G, Guadagni S, et al. Full robotic colorectal resections for cancer combined with other major surgical procedures: early experience with the da Vinci xi. Surg Innov. 2017;24(4):321–7.

[4] Palmeri M, Gianardi D, Guadagni S, et al. Robotic colorectal resection with and without the use of the new da Vinci table motion: a case-matched study. Surg Innov. 2018;25(3):251–7.

[5] Konstantinidis IT, Raoof M, Zheleva V, et al. Multivisceral robotic liver surgery: feasible and safe. J Robot Surg. 2020;14(3):503–7.

[6] Valero R, Sawczyn G, Garisto J, et al. Multiquadrant combined robotic radical prostatectomy and left partial nephrectomy: a combined procedure by a single approach. Actas Urol Esp (Engl Ed). 2020;44(2):119–24.

[7] Bianchi G, Gavriilidis P, Martínez-Pérez A, et al. Robotic multiquadrant colorectal procedures: a single-center experience and a systematic review of the literature. Front Surg. 2022;9:991704.

[8] Protyniak B, Jorden J, Farmer R. Multiquadrant robotic colorectal surgery: the da Vinci Xi vs Si comparison. J Robot Surg. 2018;12(1):67–74.

[9] Hollandsworth HM, Stringfield S, Klepper K, et al. Multiquadrant surgery in the robotic era: a technical description and outcomes for da Vinci xi robotic subtotal colectomy and total proctocolectomy. Surg Endosc. 2020;34(11):5153–9.

（译者　王征）

第16章
憩室疾病的机器人手术

Giuseppe Giuliani, Francesco Guerra, Maria Pia Federica Dorma, Michele Di Marino, and Andrea Coratti

16.1 背景

憩室疾病（Diverticular disease，DD）是一种常见的良性疾病，在西方国家对公共健康产生了显著的临床和经济影响。过去10年，随着急诊手术的逐渐减少和向择期切除的相对转变，急性DD的非手术治疗有所增加。

医师接受专业训练后，微创手术，特别是腹腔镜和机器人手术方法，已被广泛应用于DD的治疗。

相比传统开腹性结肠切除术，微创手术的优点包括总体发病率低、术后无动力肠梗阻率较低、住院时间较短和术后日常活动能力恢复更快。然而，在复杂DD的腹腔镜结肠切除术中，其转开腹手术的比率从0%～36%不等。

在过去的20年里，机器人技术在结直肠外科中迅速发展，机器人手术也转向用于良性疾病的治疗，包括复杂和非复杂憩室炎的治疗。我们研究组

最近的一项荟萃分析比较了采用腹腔镜和机器人手术方法治疗DD的效果，涉及来自9项研究的4177名患者。研究发现，接受腹腔镜结肠切除术的患者与接受机器人手术的患者相比，中转开腹手术的风险显著增加（12.5% vs. 7.4%，$P<0.00001$），住院时间更短（$P<0.0001$），但手术时间更长（$P<0.00001$）。

本章将介绍采用机器人结肠直肠切除术治疗憩室炎的手术技术。

16.2 设备、患者定位和手术室设置

推荐的主要设备如下：
- 30° 内镜。
- 有孔双极钳。
- 单极剪刀。
- 大持针器。
- 血管封闭器（可选）。

补充信息：
视频详见 https://doi.org/10.1007/978-3-031-33020-9_16.

G. Giuliani (✉) · F. Guerra · M. P. F. Dorma · M. Di Marino · A. Coratti
Department of General and Emergency Surgery, Azienda USL Toscana Sud Est, Misericordia Hospital and School of Robotic Surgery, Grosseto, Italy
e-mail: giu.giuliani86@gmail.com; guerra.francesco@mail.com; pia.dorma@gmail.com; m.dimarino78@gmail.com; corattian@gmail.com

© The Author(s) 2024
G. Ceccarelli, A. Coratti (eds.), *Robotic Surgery of Colon and Rectum*, Updates in Surgery, https://doi.org/10.1007/978-3-031-33020-9_16

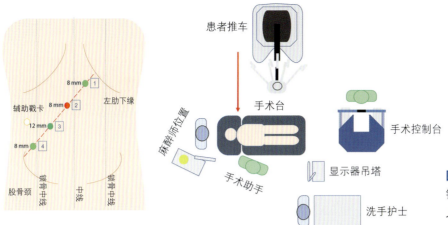

图**16.1** 戳卡放置（左）。①双极钳；②30°内镜；③单极剪刀/机器人闭合器；④端头向上抓钳。手术室布置（右）

– SureForm切割闭合器：绿色钉（直肠上部）。

– 端头向上抓钳。

患者位于仰卧位，双臂伸直放在身体两侧。通过在左侧肋缘下Palmer点使用Veress针建立人工气腹。通过右侧肋缘下设置一个直径12mm的助手操作口，获得进入腹腔的通路。根据腹部的情况和腹腔内解剖结构，沿着斜线放置3个直径为8mm和1个直径为12mm的机器人戳卡，戳卡的布局如图16.1所示。当存在粘连时，腹腔镜进行有限的粘连松解，使机器人戳卡能在直视下定位；然后在机器人的帮助下解除粘连（视频16.1）。

患者随后被放置于头低足高位和右倾位，以暴露术野。机器人车从患者的左侧对接，使用达芬奇Xi系统的全机器人单一靶向手术程序。助理外科医师和洗手护士站在患者的右侧（图16.1）。将端头向上抓钳、单极剪刀/机器人钉枪和双极钳分别安装在机器人的第4机械臂（R4）、第3机械臂（R3）和第1机械臂（R1）上。机器人的第2机械臂（R2）用于置入30°内镜（图16.2）。我们将端头向上抓钳放在第4机械臂（位于右髂窝）上，主要在盆腔分离过程中用于牵引和暴露，与R1放置相比，手术操作更容易、更有效。

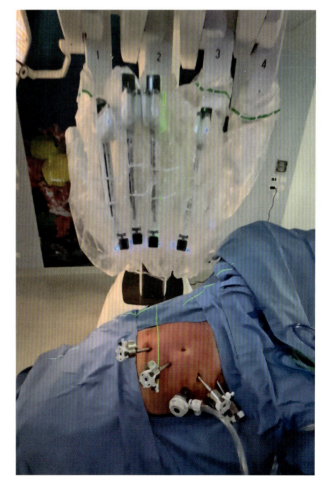

图**16.2** 机器人戳卡的定位点

16.3　手术技术

使用端头向上抓钳（R4）轻轻提起乙状结肠，手术从切开骶骨岬的腹膜开始：识别出"神圣平面"和直肠上动脉。此时，将端头向上抓钳（R4）置于系膜乙状结肠下，以牵引它并有利于自内向外的分离。根据血管结扎情况，乙状结肠的游离可以在直肠上动脉上方或下方。

切除过程使用单极剪刀（R3）和带孔双极钳（R1）进行，注意保护腹股沟神经、左输尿管和生殖血管。这一步骤可能在技术上要求较高，特别是对于有过脓肿或反复发作憩室炎的患者，由于组织炎症和纤维化严重，使得解剖更加困难。左输尿管可能会受到炎性过程的影响，导致狭窄并出现继发性肾盂和输尿管积水。因此在手术前必须进行CT扫描评估以确定是否需要术前使用双J导管。

从外向内的分离完成了乙状结肠的游离。端头向上抓钳（R4）和助手的钳子将乙状结肠拉到右下腹。然后，沿着降结肠和乙状结肠的外缘打开外侧腹膜反折，拓展先前游离平面。有时憩室炎可能会造成乙状结肠与左髂窝/左侧骨盆壁的壁腹膜融合。在这种情况下，R4的牵引与助手的牵引可以帮助结肠的游离。

特别是年轻患者，为了保护腹股沟神经和支配肠系膜下动脉和直肠上动脉神经（以保持直肠排空功能），我们建议在乙状动脉水平进行血管结扎，以保留左结肠动脉和上直肠动脉。然而，在严重炎症和肠系膜增厚的情况下，在肠系膜下动脉发出处结扎可能有助于分离，这符合胚胎学。

沿着Toldt平面继续分离，自下而上地进行。切开肠系膜下静脉（IMV）下的腹膜时，应适当保留结肠系膜筋膜的完整性，以确保有足够的血流灌注到脾曲/近端降结肠。使用R4提起横结肠，并在十二指肠空肠角的水平确定IMV的起始部。在胰腺下缘夹闭切开IMV。继续以自内向外的方式进行解剖，完全游离脾曲。根据患者的体格特征和解剖结构（如脾曲的高低和结肠网膜的附着情况），可能解剖脾曲的内侧、外侧、前方、小网膜间隙或以上组合。

结肠腹膜分离完成，远端切断结肠的位置选择在骶骨岬的水平，同时注意降低结肠直肠交界处的压力。使用带有60mm绿色钉的机器人SureForm线性切割闭合器在骶骨岬下方几厘米处切断直肠上端（视频16.1）。

撤出机器人，将标本通过小的耻骨上切口取出。切断结肠，将28mm圆形吻合器钉砧头放入近端残端。重新对接机器人，使用吲哚菁绿荧光成像系统评估肠道灌注情况，并根据Knight-Griffen技术在机器人辅助下进行传统的端端结肠吻合术。结肠吻合处用可吸收缝线间断加固浆膜层。进行气漏测试，引流管常规放置在右侧。

16.4　结论

依据文献数据，与腹腔镜手术相比，机器人手术对DD治疗具有较低的转换率和较短的住院时间。然而，需要进一步的证据支持其广泛应用。依据我们的经验，机器人手术特别适用于某些患者人群，如肥胖者、复杂的DD患者或合并其他手术（小肠切除、子宫切除和输尿管重建）的患者。

参考文献

[1] Schultz JK, Azhar N, Binda GA, Barbara G, et al. European Society of Coloproctology: guidelines for the management of diverticular disease of the colon. Color Dis. 2020;22(Suppl 2):5−28.

[2] Young-Fadok TM. Diverticulitis. N Engl J Med. 2019;380(5):500−1.

[3] Masoomi H, Buchberg B, Nguyen B, et al. Outcomes of laparoscopic versus open colectomy in elective surgery for diverticulitis. World J Surg. 2011;35(9):2143−8.

[4] Hall J, Hardiman K, Lee S, et al. The American Society of Colon and Rectal Surgeons clinical practice guidelines for the treatment of left-sided colonic diverticulitis. Dis Colon Rectum. 2020;63(6):728−47.

[5] Siddiqui MR, Sajid MS, Qureshi S, et al. Elective laparoscopic sigmoid resection for diverticular disease has fewer complications than conventional surgery: a meta-analysis. Am J Surg. 2010;200(1):144−61.

[6] Cirocchi R, Farinella E, Trastulli S, et al. Elective sigmoid colectomy for diverticular disease. Laparoscopic vs open surgery: a systematic review. Color Dis. 2012;14(6):671−83.

[7] Cole K, Fassler S, Suryadevara S, Zebley DM. Increasing the number of attacks increases the conversion rate in laparoscopic diverticulitis surgery. Surg Endosc. 2009;23(5):1088−92.

[8] Bhakta A, Tafen M, Glotzer O, et al. Laparoscopic sigmoid colectomy for complicated diverticulitis is safe: review of 576 consecutive colectomies. Surg Endosc. 2016;30(4):1629−34.

[9] Cirocchi R, Arezzo A, Renzi C, et al. Is laparoscopic surgery the best treatment in fistulas complicating diverticular disease of the sigmoid colon? A systematic review Int J Surg. 2015;24(Pt A):95−100.

[10] Giuliani G, Saccucci G, Guerra F, et al. Robotic-assisted sigmoidectomy and left ureteral resection for complicated diverticulitis associated with left ureteral stenosis: a video vignette. Color Dis. 2022;24(12):1636.

[11] Giuliani G, Guerra F, Coletta D, et al. Robotic versus conventional laparoscopic technique for the treatment of left-sided colonic diverticular disease: a systematic review with meta-analysis. Int J Color Dis. 2022;37(1):101−9.

（译者：胡劲松）

第17章
机器人辅助下的Hartmann造口还纳术

Marco Milone, Michele Manigrasso, and Giovanni Domenico De Palma

17.1　引言

Hartmann造口还纳术在1920年由Hartmann首次提出，他在行直肠癌切除术后进行了远端直肠残端封闭和降结肠造口术。而Boyden等首次报道了6例Hartmann术后造口还纳术（Hartmann restoration，HR）。

Hartmann造口还纳术自问世以来，已经变成许多疾病的标准治疗方案，尤其是急诊手术，如复杂性憩室炎、穿孔或梗阻性结直肠癌，梗阻性结肠克罗恩病和创伤性结肠穿孔。当一期吻合风险较大时，Hartmann造口还纳术应该作为金标准术式。由于急诊开腹手术治疗往往会导致大量腹腔粘连，使得后续的结肠造口还纳，以及结肠断端吻合变得更为复杂。因此，还纳时更倾向于开腹手术，因为即使首选腹腔镜手术，术中中转开腹的概率依然很高。

基于上述原因，机器人技术的引入克服了某些腹腔镜手术的技术困难，其稳定的3D视野和可转腕手术器械（EndoWrist）降低了腹腔镜粘连松解术的技术壁垒，降低了中转开腹手术的比例。由于应用刚性腹腔镜器械，腹壁或盆腔的粘连松解尤为

艰难，因此，Hartmann造口还纳术可以被视为机器人手术的一个潜在适应证。

17.2　微创Hartmann造口还纳术的文献综述

在过去的20年间，数个研究已经证实微创下行造口还纳的可行性，Anderson等首次报道了腹腔镜下造口还纳，并描述了该术式和术后转归。2017年，Pei等报道了腹腔镜和开腹造口还纳的大样本对照研究，该研究纳入了超过11 000例接受了Hartmann造口还纳术的患者，研究结果显示，与腹腔镜造口还纳手术相比，开腹造口还纳术的并发症发生率更高，手术时间及住院时间更长。其他研究人员也得到了类似的结论，这些结果都证实了腹腔镜手术在吻合口漏的发生率方面也优于开腹手术。然而，腹腔镜造口还纳面临的难题依然是腹腔内粘连，这也导致了中转开腹的比率高达50%。

近期，Chavrier等进行的一项荟萃分析归纳了23篇开腹造口还纳对比腹腔镜造口还纳的研究，结果也证实了上述文献报道的结论，作者整合了3139例腹腔镜造口还纳和10325例开腹造口还纳，结果

M. Milone (✉) · M. Manigrasso · G. D. De Palma
Department of Clinical Medicine and Surgery, Federico II University Hospital, Naples, Italy
e-mail: milone.marco.md@gmail.com; michele.manigrasso@unina.it;
giovanni.depalma@unina.it

© The Author(s) 2024
G. Ceccarelli, A. Coratti (eds.), *Robotic Surgery of Colon and Rectum*, Updates in Surgery, https://doi.org/10.1007/978-3-031-33020-9_17

显示如下：与开腹手术相比，腹腔镜手术显著降低了二次手术、吻合口漏、术后并发症、腹腔内或切口感染，以及术后肠梗阻的发生率，而两种术式的病死率相当；然而，该项荟萃分析主要的局限性是纳入的几乎所有研究都是回顾性研究，只有4项研究为病例对照研究，其中一项是倾向评分匹配的病例对照研究，没有一项随机对照研究证实腹腔镜造口还纳的这些优势。

17.3 机器人造口还纳的研究现状

有关机器人造口还纳的文献报道很少。

关于机器人造口还纳的第一篇论文由De'Angelis等发表，该文献报道了一例84岁男性Hinchey Ⅳ期结肠憩室炎接受Hartmann手术的患者，作者介绍了机器人造口还纳的技术细节，强调了粘连松解过程中机器人辅助的重要性，认为机器人造口还纳是安全、可行且具有实际价值的。

既往文献报道中仅有一项队列研究，由Giuliani等在2020年发表，阐述了手术方面的技巧，以及对24名机器人造口还纳患者的研究结果：24例接受机器人造口还纳的患者没有中转开腹或转为腹腔镜手术的情况，显示了机器人手术在粘连松解中的价值；无严重的手术相关并发症，仅有3例患者发生轻微并发症。

最新的机器人造口还纳研究是Bardakcioglu在2021年报道，他回顾了该术式的相关文献，报道并描述了该术式的主要步骤。

从目前的文献来看，尚未发现有注册或进行中的随机对照研究、比较研究或者大型队列研究，机器人造口还纳的优势还有待进一步的证实。

17.4 手术流程

患者取截石位，头低足高倾斜15°~20°，右倾20°。

由气腹针在Palmer点建立气腹后，在连接髂前上棘和右肋下缘的直线对角线置入4个戳卡，两两间距为6~8cm，最外侧两孔（臂1和4）位于距离骨性结构至少2cm的位置（图17.1）。我们通常采用3个8mm的戳卡置入机器人器械，12mm的戳卡置入机器人吻合器，在右侧再置入1个12mm辅助戳卡，助手使用传统腹腔镜器械。

此手术通常使用下列器械：
- 抓钳［第1机械臂（R1）］。
- 双极分离钳［第2机械臂（R2）］。
- 30°机器人内镜［第3机械臂（R3）］。
- 电钩［第4机械臂（R4）］。

对于肥胖患者，我们在R4使用高能设备（血管双极吻合器/超声刀）。

该术式的第一个阶段是粘连松解，游离结肠造口，游离盆腔内的小肠并且分辨出直肠，使用双极分离钳和电钩钝性/锐性分离粘连；游离出结肠造口后，使用60mm机器人专用直线切割吻合器（SureForm，蓝色钉仓）切断近端结肠残端。游离脾曲，离断脾结肠韧带、膈结肠韧带，以及在肠系膜下静脉后方拓展Toldt间隙及Gerota前间隙。必要时可以离断大网膜，从而使左半结肠游离更加充分。术中吲哚菁绿试验可用于判断结肠血供情况。

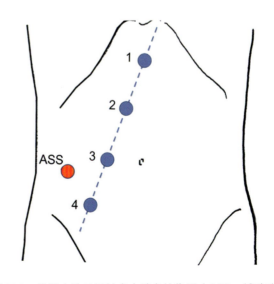

图17.1 机器人造口还纳术中戳卡的位置（ASS：辅助孔）

近端结肠游离后，采用普芬南施蒂尔切口，近段肠管置入31mm管型吻合器抵钉座，经肛门采用Knight-Griffen双吻合技术完成端端吻合。气压测漏试验评估吻合口的完整性。通常在盆腔中放置一根引流管，移除穿刺套管、缝合穿刺孔、普芬南施蒂尔切口和造口切口。

17.5 结论

从临床的角度来看，机器人技术具有可视化和游离粘连的便捷性等优点，可使复杂腹腔粘连的造口还纳变得容易。与腹腔镜手术相比，机器人手术的主要优势是中转开腹率低。然而，尽管目前的文献显示出机器人手术的优势，但研究结果较少，其是否具有明显优势目前仍然无法定论。

参考文献

[1] Sanderson ER. Henri Hartmann and the Hartmann operation. Arch Surg. 1980;115(6):792-3.

[2] Boyden AM. The surgical treatment of diverticulitis of the colon. Ann Surg. 1950;132(1):94-109.

[3] Anderson CA, Fowler DL, White S, Wintz N. Laparoscopic colostomy closure. Surg Laparosc Endosc. 1993;3(1):69-72.

[4] Pei KY, Davis KA, Zhang Y. Assessing trends in laparoscopic colostomy reversal and evaluating outcomes when compared to open procedures. Surg Endosc. 2018;32(2):695-701.

[5] Brathwaite S, Kuhrt M, Yu L, et al. Retrospective evaluation of laparoscopic versus open Hartmann's reversal: a single-institution experience. Surg Laparosc Endosc Percutan Tech. 2015;25(5):e156-8.

[6] Chouillard E, Pierard T, Campbell R, Tabary N. Laparoscopically assisted Hartman's reversal is an efficacious and efficient procedure: a case control study.

Minerva Chir. 2009;64(1):1-8.

[7] de' Angelis N, Brunetti F, Memeo R, et al. Comparison between open and laparoscopic reversal of Hartmann's procedure for diverticulitis. World J Gastrointest Surg. 2013;5(8):245-51.

[8] Faure JP, Doucet C, Essique D, et al. Comparison of conventional and laparoscopic Hartmann's procedure reversal. Surg Laparosc Endosc Percutan Tech. 2007;17(6):495-9.

[9] Horesh N, Lessing Y, Rudnicki Y, et al. Comparison between laparoscopic and open Hartmann's reversal: results of a decade-long multicenter retrospective study. Surg Endosc. 2018;32(12):4780-7.

[10] Kwak HD, Kim J, Kang DW, et al. Hartmann's reversal: a comparative study between laparoscopic and open approaches. ANZ J Surg. 2018;88(5):450-4.

[11] Maitra RK, Pinkney TD, Mohiuddin MK, et al. Should laparoscopic reversal of Hartmann's procedure be the first line approach in all patients? Int J Surg. 2013;11(9):971-6.

[12] Mazeh H, Greenstein AJ, Swedish K, et al. Laparoscopic and open reversal of Hartmann's procedure – a comparative retrospective analysis. Surg Endosc. 2009;23(3):496-502.

[13] Ng DCK, Guarino S, Yau SLC, et al. Laparoscopic reversal of Hartmann's procedure: safety and feasibility. Gastroenterol Rep (Oxf). 2013;1(2):149-52.

[14] Studer P, Schnüriger B, Umer M, et al. Laparoscopic versus open end colostomy closure: a single-center experience. Am Surg. 2014;80(4):361-5.

[15] Chavrier D, Alves A, Menahem B. Is laparoscopy a reliable alternative to laparotomy in Hartmann's reversal? An updated meta-analysis. Tech Coloproctol. 2022;26(4):239-52.

[16] de' Angelis N, Felli E, Azoulay D, Brunetti F. Robotic-assisted reversal of Hartmann's procedure for diverticulitis. J Robot Surg. 2014;8(4):381-3.

[17] Giuliani G, Formisano G, Milone M, et al. Full robotic Hartmann's reversal: technical aspects and preliminary experience. Color Dis. 2020;22(11):1734-40.

[18] Bardakcioglu O. Robotic reversal of Hartmann's procedure. Clin Colon Rectal Surg. 2021;34(5):325-7.

（译者：张文尧 李俊）

第18章
机器人经腹直肠固定术治疗直肠脱垂

Antonio Sciuto, Luca Montesarchio, Alfredo Pede, and Felice Pirozzi

18.1　介绍

直肠脱垂（Rectal Prolapse）是一种盆底疾病，通常发生在经产的老年妇女中，但所有年龄段无论男女均可患病。这种疾病会导致局部症状（黏液渗出、出血、疼痛、直肠和盆腔压力），肠道功能障碍（排便不规律、排便不尽感、大便急迫感、大便失禁、出口功能障碍性便秘）和生活质量下降。

经腹或经会阴入路手术是治疗直肠脱垂的主要方法。经腹手术后的复发率比经会阴手术后的复发率低，还可纠正伴随的盆腔其他脏器脱垂，因此更适合符合手术条件的患者。经腹手术包括使用缝线或补片进行直肠后或直肠前固定术。直肠后固定术可引起或加重便秘，这可能是由于游离直肠后方导致的自主神经受损或乙状结肠冗长成角所致。直肠后固定术中，同时切除部分乙状结肠（也被称为Frykman–Goldberg手术：见视频18.1）可降低术后便秘的发生风险。尽管存在吻合口渗漏的风险，但这对于术前有便秘主诉并且乙状结肠冗长的患者是

一个很好的选择。

D'Hoore于2004年首次描述了采用经腹直肠补片固定术治疗直肠脱垂。此术式仅游离直肠的前方，再通过补片将直肠前壁悬吊固定于骶骨岬。经腹直肠补片固定术避免了在直肠后方和侧面游离时可能发生的对副交感神经和交感神经的损伤，从而降低了术后便秘的发生风险，且不需要切除乙状结肠。另外，这种方法还有机会纠正直肠内脱垂，以及伴随的直肠前突和肠疝。此外，其可以与阴道脱垂手术（如阴道固定术）联合治疗多室盆底缺损（Multicompartment Pelvic Floor Defects）。由于其良好的治疗结果和较低的复发率，经腹直肠补片固定术迅速获得了认可，并成为治疗直肠脱垂的首选术式。

与开腹手术相比，腹腔镜下的经腹直肠补片固定术并发症少、恢复快。然而，由于需要沿着直肠阴道（或直肠膀胱）隔，以及盆腔深部的有限空间进行直肠的解剖，因此，经腹直肠补片固定术是非常适合机器人手术的。事实也是如此，机器人手术

补充信息：
视频详见 https://doi.org/10.1007/978-3-031-33020-9_18.

A. Sciuto · L. Montesarchio · A. Pede · F. Pirozzi (✉)
Department of General Surgery, Santa Maria delle Grazie Hospital, Pozzuoli (Naples), Italy
e-mail: antonio.sciuto@aslnapoli2nord.it; luca.montesarchio@aslnapoli2nord.it;
alfredo.pede@aslnapoli2nord.it; felice.pirozzi@aslnapoli2nord.it

© The Author(s) 2024
G. Ceccarelli, A. Coratti (eds.), *Robotic Surgery of Colon and Rectum*, Updates
in Surgery, https://doi.org/10.1007/978-3-031-33020-9_18

中更好的可视化、精细的运动和稳定的术野暴露可以优化解剖操作，保留关键结构（自主神经、骶前静脉丛和右输尿管）且有利于补片的固定。目前，已有报道认为，机器人经腹直肠补片固定术是一种可行且安全的手术方式。有一些小样本的研究比较了机器人经腹直肠补片固定术和腹腔镜经腹直肠补片固定术后的结局。其中大多数研究都是由腹腔镜手术专家开展的，而机器人手术开展及接触的时间较短。由于这种局限性，无论采用何种入路，患者的围术期情况、功能结局和复发率均是相似的。然而，最近的荟萃分析数据表明，与传统腹腔镜相比，机器人平台可减少术中失血量、缩短住院时间和术后并发症发生率。这可能抵消与机器人手术相关的额外费用。此外，手术时间是机器人直肠固定术的主要缺点之一，但它可随着手术经验的增加而减少，并且机器人手术时间更长的现象并没有得到统计学证实。此外，机器人手术的学习曲线较短，与腹腔镜手术所需的近100例病例相比，近20例手术后即可熟练地掌握机器人手术。

无论合成的补片材料还是生物的补片材料，始终存在关于补片相关并发症和术后复发率的争议。合成补片通常由轻质或重质聚丙烯制成，而聚酯材料由于腐蚀风险高，不推荐使用。目前，虽然很难就这一问题得出明确的结论，但现有的证据并不支持生物补片比合成补片的复发风险更高这一结论。生物补片的相关不适较少，这可能是一个小优势，但其费用较高。对于存在术后并发症等高危因素的患者，如吸烟、糖尿病、炎症性肠病、既往盆腔放疗史和术中直肠或阴道渗漏，可适当考虑使用生物补片。

术前诊断评估包括仔细的病史询问和全面的体格检查，根据筛查指南进行结肠镜检查、排粪造影（Defecography）、肛门直肠生理检查，以及对有严重或长期便秘史的患者进行结肠传输实验（Colonic Transit Study）。多学科评估可以改善治疗结果，依照快速康复路径提供围术期护理。

18.2 手术室设置、患者体位和套管布局

以下通过达芬奇Xi手术系统来介绍机器人手术过程。床旁机械臂置于患者左侧，手术助手和器械护士站在患者右侧。

手术在全身麻醉下进行。术前置入胃管和导尿管。患者为仰卧、分腿位。手术台上放置黏弹性垫，以防止患者在手术过程中滑动，并降低压力损伤的风险。在右肩上方放置支撑肩托。

气腹针经Palmer点进入腹腔，使气腹压力达到12mmHg。

共需要4个8mm机械臂戳卡和1个12mm辅助戳卡。将3个机械臂戳卡置于右侧腹，沿一直线排列，自左肋弓下缘与左锁骨中线交点至右髂前上棘，各戳卡相互间隔至少8cm。另一个机械臂戳卡置于左侧腹，辅助戳卡放置在右肋下区域，距离操作臂戳卡5～10cm。

首先置入观察镜头，然后在直视下放置其余戳卡。如果存在粘连，可利用腹腔镜进行必要的松解，保证在准确定位处置入戳卡后，再利用机器人器械完成粘连松解。

患者的体位为头低仰卧位，并向右侧倾斜20°～25°，使小肠在重力作用下移出骨盆，从而获得良好的术野暴露。展开机械臂，在第3机械臂（R3）上安装30°镜后，朝向骨盆方向。接下来，对接和定位其余机械臂，并插入器械。在第1机械臂（R1）、第2机械臂（R2）和第4机械臂（R4）上分别安装端头向上有孔抓持器、双极镊和电钩。在手术过程中，在R4中使用中大号施夹钳或大号持针钳。也可以根据外科医师的偏好，使用弯曲剪刀代替电钩。

18.3 直肠游离

如果子宫遮挡术野，可将带有2-0缝线的直针穿过子宫底部和前腹壁，并在体外将其固定于耻骨

水平，从而达到牵拉子宫、暴露直肠阴道平面的目的。用R1处的抓钳提起直乙交界处的肠壁，向头侧、腹壁侧和左侧牵拉，显露右侧直肠旁沟。

从骶骨岬处的乙状结肠系膜开始，切开并向远端推进至直肠阴道隔（图18.1）。腹膜切开平面要位于右髂总动脉内侧。注意观察并保护盆腔腹膜内的右侧腹下神经和输尿管。右直肠旁沟的游离不能过深，宽度也限制在3cm左右，能够容纳一枚补片即可，无须进行直肠后方的游离。

在道格拉斯窝水平，直肠腹侧自右向左切开腹膜，使切开线呈光滑的倒"J"形（图18.2）。然后在阴道和直肠间的平面进行剥离。举宫器可用于抬高阴道后壁，有助于识别直肠阴道平面。确定好层次后，翻转抓钳伸入骨盆深处牵开，辅助抓钳向头侧提起直肠。沿着直肠前壁向下切开至盆底水平，并向外侧切开至主韧带。直肠检查可能

有助于评估到肛门边缘的距离，距离齿状线不应超过3cm。保留直肠的后方和侧方组织完整，以避免损伤自主神经，从而降低术后便秘和盆底功能障碍的风险。

18.4 放置补片

经辅助戳卡置入1枚3cm宽、15～18cm长的聚丙烯补片。用2-0不可吸收缝线间断缝合4针，将补片固定在直肠远端前方（图18.3）。要注意缝合在浆肌层而不能刺穿肠腔。

补片经直肠右侧穿过，用2-0不可吸收缝线将其近端固定在骶骨岬上，注意避免损伤骶前静脉、腹下神经、右侧输尿管和髂血管（图18.4）。补片应无张力或冗余。然后用3-0倒刺线连续缝合，将补片与腹膜缝在一起。这样升高了盆底，并使补片

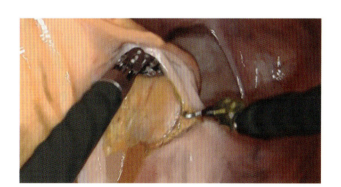

图18.1 乙状结肠直肠交界处右侧盆腹膜的游离

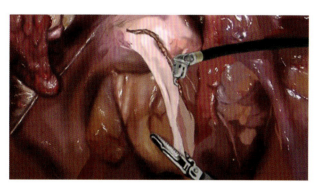

图18.2 单极电钩"J"形切开直肠阴道间隙

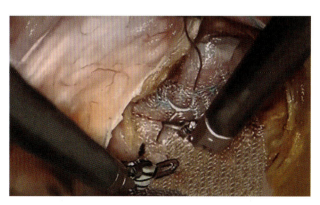

图18.3 放置聚丙烯补片，用2-0不可吸收缝线将其固定在直肠前壁

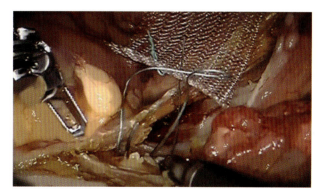

图18.4 用2-0不可吸收缝线将补片固定在骶骨岬的头侧

处于腹膜外，防止与补片相关的并发症。一般不需要放置引流管。取出用于悬吊子宫的丝线。直视下取出戳卡，用可吸收缝线缝合12mm辅助口的切口。

18.5　结论

　　机器人经腹直肠补片固定术是手术治疗直肠脱垂的有效方法。机器人手术有助于克服传统腹腔镜在骨盆等狭窄空间中操作的局限性，并有可能成为经腹直肠补片固定术的金标准。该手术仍需要具有前瞻性的高质量数据来验证，以明确其对于长期功能结局的影响和直肠脱垂复发的情况。

参考文献

[1] Wexner SD, Fleshman JW. Colon and rectal surgery: abdominal operations. 2nd ed. Lippincott Williams & Wilkins; 2018.

[2] Sciuto A, Pirozzi REM, Pede A, et al. Robotic Frykman-Goldberg procedure for complete rectal prolapse – a video vignette. Color Dis. 2021;23(11):3046-7.

[3] Murphy M, Vogler SA. Rectal prolapse. In: Steele SR, Hull TR, Hyman N, et al., editors. The ASCRS textbook of colon and rectal surgery. 4th ed. Springer; 2022.

[4] Loh KC, Umanskiy K. Ventral rectopexy. Clin Colon Rectal Surg. 2021;34(1):62-8.

[5] van Iersel JJ, Formijne Jonkers HA, Paulides TJC, et al. Robot-assisted ventral mesh rectopexy for rectal prolapse: a 5-year experience at a tertiary referral center. Dis Colon Rectum. 2017;60(11):1215-23.

[6] Faucheron JL, Trilling B, Girard E. Robotic ventral mesh rectopexy for rectal prolapse: a few years until this becomes the gold standard. Tech Coloproctol. 2019;23(5):407-9.

[7] Bao X, Wang H, Song W, et al. Meta-analysis on current status, efficacy, and safety of laparoscopic and robotic ventral mesh rectopexy for rectal prolapse treatment: can robotic surgery become the gold standard? Int J Color Dis. 2021;36(8):1685-94.

[8] Flynn J, Larach JT, Kong JCH, et al. Robotic versus laparoscopic ventral mesh rectopexy: a systematic review and meta-analysis. Int J Color Dis. 2021;36(8):1621-31.

[9] Formisano G, Ferraro L, Salaj A, et al. Update on robotic rectal prolapse treatment. J Pers Med. 2021;11(8):706.

[10] van der Schans EM, Boom MA, El Moumni M, et al. Mesh-related complications and recurrence after ventral mesh rectopexy with synthetic versus biologic mesh: a systematic review and meta-analysis. Tech Coloproctol. 2022;26(2):85-98.

（译者：孙贻恭　徐岩）

第19章
结直肠子宫内膜异位症的机器人治疗

Elisa Bertocchi and Giacomo Ruffo

19.1 引言

深部浸润性子宫内膜异位症（Deeply Infiltrating Endometriosis，DIE）一般指的是腹膜层下浸润超过5mm的子宫内膜异位病变。子宫内膜异位症结节通常起源于子宫颈后部，并扩散到直肠阴道隔膜、子宫骶骨和子宫旁韧带。这会导致慢性炎症反应和纤维化，从而导致正常骨盆解剖结构的扭曲、疼痛和不孕。肠道子宫内膜异位症是深部浸润性子宫内膜异位症中的一种，其被定义为子宫内膜腔外存在异位的子宫内膜腺体和间质，并至少浸润肠壁固有肌层。肠道子宫内膜异位症患者可能会出现疼痛、排便困难、腹胀、便秘或腹泻、黏液随粪便排出、周期性直肠出血、排便紧迫、排空不完全的感觉，甚至肠道被堵塞。育龄妇女的子宫内膜异位症患病率从7%～10%不等，不孕妇女的患病率从30%～35%不等。肠道受累的百分比为8%～30%，在转诊医院中发生率很高。肠道子宫内膜异位症的主要受累部位按频率顺序依次为直肠和乙状结肠，其次为阑尾、小肠、盲肠和回盲交界处。子宫内膜异位症往往是这些患病女性病症的冰山一角，很大一部分患者合并有其他被误诊和治疗不当的疾病。

激素治疗可以改善肠道子宫内膜异位症引起的症状。然而，对于有闭塞或咬合不全症状的、使用了激素治疗但症状仍未改善的、有激素治疗禁忌证的患者，以及希望怀孕的患者，都需要进行手术。如今，微创方法是子宫内膜异位症手术治疗的标准治疗方法。机器人手术是一种不断发展的技术，可以在该领域取得良好的手术效果。本章报道了肠道子宫内膜异位症机器人手术的技术细节。

19.2 患者的术前准备

子宫内膜异位症根据修订后的美国生育协会分类进行分期。术前，要求所有女性使用视觉模拟量表定义子宫内膜异位症相关症状及其强度。所有疑

补充信息：
线上信息详见 https://doi.org/10.1007/978-3-031-33020-9_19.

E. Bertocchi (✉) · G. Ruffo
General Surgery Unit, IRCCS Sacro Cuore Don Calabria Hospital,
Negrar di Valpolicella (Verona), Italy
e-mail: elisa.bertocchi@sacrocuore.it; giacomo.ruffo@sacrocuore.it

似肠道子宫内膜异位症的女性都应接受临床直肠阴道检查、腹部和骨盆超声扫描，以及双对比钡灌肠或磁共振成像，以绘制可能影响直肠阴道隔膜和后室的深层子宫内膜异位病变。

19.3 子宫内膜异位症的结直肠手术

19.3.1 患者定位和对接

患者被放置在一个特定的垫子上并取截石位，手臂放在躯干旁边，双腿弯曲/分开，并使用专用箍筋进行外展。采取30° Trendelenburg体位和向右倾斜是从小肠环暴露骨盆术野的第一个动作。在开始手术前放置膀胱导管和子宫操纵器。气腹是使用Veress针通过Palmer点进行穿刺诱导的。可以将12mm的相机戳卡放置在脐下，目的是将术野保持在骨盆上，聚焦在子宫底部。然后为机器人仪器定位2～3个额外的8mm机器人戳卡，密切注意彼此保持至少10cm（4个手指的宽度）的距离，以避免对接时机器人臂发生碰撞。我们通常在距离相机戳卡8～10cm的两侧连接相机戳卡和在髂前上棘的两条斜线上放置两个8mm的机器人戳卡。第3机械臂可以沿着腹部左侧放置，以在复杂的骨盆区域产生正确的牵引力。除了两个8mm的机器人戳卡外，我们通常在右侧摄像头端口的横向位置大约10cm处放置一个5mm腹腔镜辅助戳卡。在直肠复位的情况下，在耻骨上位置放置一个12mm的腹腔镜戳卡，用腹腔镜线性缝合器进行肠横断。对接可以通过将机器人手术操作平台与手术台成45°角，或平行于手术床或患者两腿之间进行。妇科医师和泌尿科医师使用0°摄像机，结直肠外科医师使用30°摄像机。我们通常在右侧机械臂上使用单刀钩/剪刀，在左侧机械臂上沿着连接相机端口和髂前上棘的线使用机器人双极抓取器。

19.3.2 妇科手术步骤

根除深部浸润性子宫内膜异位症是一项涉及妇

科医师、结直肠外科医师和泌尿科医师的多学科手术。该手术的第一阶段是妇科手术，是一种保留神经的技术，涉及的主要阶段如下：

- 进行粘连松解术、卵巢手术和切除相关腹膜组织。
- 打开骶前间隙（Latzko和Okabayashi的直肠旁外侧间隙和内侧间隙），然后隔离和保留肠系膜下丛、腹下上丛、腹上神经、腰骶交感干和神经节的骨盆交感纤维。
- 解剖参数平面，隔离输尿管路径，侧参数切除术，保留后外侧参数和下直肠系膜的交感纤维。
- 进行后部子宫旁切除术，如有必要，对Waldeyer的骶前间隙和Heald的直肠后间隙进行手术切除。
- 发展直肠阴道隔，保留下腹丛远端部分。该步骤允许分离直肠阴道隔膜的子宫内膜异位结节和/或直肠结节。在阴道壁浸润的情况下，切除一部分阴道壁，通过腹腔镜或阴道手工缝合阴道边缘。
- 打开输尿管隧道，将膀胱外韧带的内侧血管部分与其外侧部分分开，腹下丛的神经在外侧部分走行。当涉及前参数时，将输尿管完全展开至膀胱。

19.3.3 结直肠外科医师的手术步骤

深部浸润性子宫内膜异位症的结直肠手术是在妇科和泌尿外科手术后进行的。

19.3.3.1 病灶削切术

直肠/乙状结肠结节≤3cm且累及肌层时，应进行病灶削切术。这项技术包括在不打开肠腔的情况下切除子宫内膜异位结节。明显有肌层深层损伤的情况下，可以应用加强缝合。这种类型的手术很容易通过使用带有剪刀和双极抓取器的两个机械臂来完成。

19.3.3.2 碟形切除术

如果直肠/乙状结肠结节在肠前壁≤3cm处有肌肉或全层浸润，则进行碟形切除术。这项技术是对肠前壁进行全厚度切除。第一步是切除子宫内膜异位结节的多余部分，并使用带有剪刀和双极抓取器的两个机械臂进行。使用29mm或31mm经肛门圆形吻合器在机器人视觉下进行刮除结节的全厚碟形切除，一旦到达肠结节就打开。然后在砧座和缝合器的肩部之间形成间隙，借助先前用于将结节推入缝合器的钳口内的机器人体内单针，将目标直肠前/乙状结肠表面放置在该间隙内。关闭缝合器并击发，切除半月形直肠结节标本。然后取下缝合器，通过直肠内镜检查和"气泡检漏试验"检查缝合线的完整性。该技术不需要额外的腹腔镜或机器人戳卡。

19.3.3.3 节段切除术

节段切除术是在大的、环形的阻塞性结节的情况下进行的，并且当同一肠段中存在多个子宫内膜异位结节时，将5mm腹腔镜辅助戳卡放置在右侧摄像机端口的侧面约10cm处，并将12mm腹腔镜戳卡放置于耻骨上位置，以便使用线性缝合器进行肠横断。第一步是识别和隔离骶骨岬处的肠系膜下血管，这些血管在通过5mm腹腔镜戳卡定位的夹子之间闭合。使用机械臂，外科医师完成对直肠的解剖，在Waldeyer筋膜和直肠系膜筋膜之间的无血管平面上向后发展。在子宫内膜异位症结节下方准备直肠，并使用线性缝合器通过12mm腹腔镜耻骨上戳卡进行横切。根据肠切除术的大小，即包括结节在内的小切口，有时需要对左结肠进行部分切除，以获得松软无张力的吻合。在这种情况下，在机器人阶段结束时，对左结肠进行部分腹腔镜从外侧入路分离，在Gerota筋膜和Toldt筋膜之间的无血管平面走行。通过Pfannenstiel切口取出手术标本后，根据Knight Griffen的说法，形成结直肠端端吻合，并通过直肠镜和"气泡试验"进行检查。在所有超低

位直肠切除、双肠切除、阴道联合缝合或输尿管再植入或大膀胱切除的情况下，都会进行袢式回肠造口术。

19.4 机器人方法治疗结直肠癌子宫内膜异位症的优势和局限性

结直肠子宫内膜异位症的机器人方法，就像所有结直肠手术的机器人方法一样，可以减少外科医师对手术助理的依赖。在漫长而复杂的手术过程中，控制台旁的座椅依据人体工学为术者提供了舒适的环境。机器人设备提供了诸多优势，如出色的3D立体可视化、稳定的相机平台和操作灵活性。机械臂去除了外科医师因肢体震颤而对手术造成的影响，并且提供了更高水平的自由活动空间。所有这些方面都有助于提高解剖的准确性，在不同的手术类型中可能会带来更好的功能结果（性功能、肠功能和泌尿功能），如消除深部浸润性子宫内膜异位症等需要紧贴神经分离的手术。如Mosbrucker等所述，由于更好的可视化和更确切的切除，机器人手术有利于深部浸润性子宫内膜异位症的根除。妇科医师使用机器人技术比使用标准腹腔镜方法可以检测到更多的子宫内膜异位病变。当比较使用腹腔镜和机器人方法治疗结直肠子宫内膜异位症时，患者术后和术中并发症，以及住院时间等早期术后结果相似。大量研究表明，在这一外科领域，与腹腔镜手术相比，机器人手术的主要局限性包括手术时间更长和成本更高。大多数分析手术时间较长缺点的研究者报道说，对接和戳卡设置是导致手术时间较长的主要原因。然而，大量论文已经证明，机器人的学习曲线比腹腔镜技术的学习曲线要短。

机器人在深部浸润性子宫内膜异位症治疗方面的应用仍需要进一步的研究，例如开展对照试验，比较腹腔镜手术和机器人手术根治深部浸润性子宫内膜异位症所带来的长期功能结果的影响。

参考文献

[1] Working group of ESGE, ESHRE, and WES, Keckstein J, Becker CM, Canis M, et al. Recommendations for the surgical treatment of endometriosis. Part 2: deep endometriosis. Hum Reprod Open. 2020;2020(1):hoaa002.

[2] Ceccaroni M, Ceccarello M, Clarizia R, et al. Nerve-sparing laparoscopic disc excision of deep endometriosis involving the bowel: a single-center experience on 371 consecutives cases. Surg Endosc. 2021;35(11):5991–6000.

[3] Chapron C, Chopin N, Borghese B, et al. Deeply infiltrating endometriosis: pathogenetic implications of the anatomical distribution. Hum Reprod. 2006;21(7):1839–45.

[4] Ceccaroni M, Clarizia R, Mussi EA, et al. "The sword in the stone": radical excision of deep infiltrating endometriosis with bowel shaving – a single-Centre experience on 703 consecutive patients. Surg Endosc. 2022;36(5):3418–31.

[5] Ferrero S, Stabilini C, Barra F, et al. Bowel resection for intestinal endometriosis. Best Pract Res Clin Obstet Gynaecol. 2021;71:114–28.

[6] American Society for Reproductive. Revised American Society for Reproductive Medicine classification of endometriosis: 1996. Fertil Steril. 1997;67(5):817–21.

[7] Hur C, Falcone T. Robotic treatment of bowel endometriosis. Best Pract Res Clin Obstet Gynaecol. 2021;71:129–43.

[8] Morelli L, Perutelli A, Palmeri M, et al. Robot-assisted surgery for the radical treatment of deep infiltrating endometriosis with colorectal involvement: short- and mid-term surgical and functional outcomes. Int J Color Dis. 2016;31(3):643–52.

[9] Le Gac M, Ferrier C, Touboul C, et al. Comparison of robotic versus conventional laparoscopy for the treatment of colorectal endometriosis: pilot study of an expert center. J Gynecol Obstet Hum Reprod. 2020;29:101885.

[10] Mosbrucker C, Somani A, Dulemba J. Visualization of endometriosis: comparative study of 3-dimensional robotic and 2-dimensional laparoscopic endoscopes. J Robot Surg. 2018;12(1):59–66.

（译者：郝钦）

第20章
达芬奇SP机器人在直肠手术中的应用

Dario Ribero, Diana Baldassarri, and Giuseppe Spinoglio

20.1 引言

在过去几十年中，腹腔镜手术已成为治疗结直肠疾病的标准手术方式，多项随机对照研究已经证实，腹腔镜结直肠手术较开腹结直肠手术具有很多优势。

21世纪00年代末，随着技术进步，外科医师探索了诸如单孔腹腔镜手术（Single-incision Laparoscopic Surgery，SILS）和经自然腔道内镜手术（Natural Orifice Transluminal Endoscopic Surgery，NOTES）等新的技术方法来替代传统腹腔镜手术，以期进一步减少腹壁创伤、提升美容效果。但这些技术的推广应用受到了其内在局限性的限制，包括镜头和手术器械无法三角分布、操作范围受限、灵活性差和器械互相碰撞等问题，有些问题已经通过交叉操作技术、弯曲的手术器械、机器人平台应用等得到一定程度的解决，但这些技术仍然只适用于度过学习曲线的有经验的外科医师。

2018年，直觉外科公司（Intuitive Surgical）推出了达芬奇SP机器人，这是一个专门为单孔手术设计的机器人平台，该系统利用一个C形机械臂连接一个直径25mm的4孔通道器，可以并行进入1个8mm的柔性3D镜头和3个6mm的器械，所有器械都具有腕部7个方向的自由度和肘部弯曲度，以便在操作目标周围进行恰当的三角定位。显示屏底部的全息图能够实时跟踪镜头和器械的空间位置，从而减少内部碰撞。此外，该平台的支架可以在通道器的遥感中心内或外进行360°旋转，确保镜头和手术器械的协调操作，更便于观察直肠的4个象限，这种机动性加上镜头控制相对于传统机器人平台来说是一个重大进步，达芬奇SP平台似乎解决了单孔经腹或经肛腔镜手术的诸多限制。目前达芬奇SP在欧洲尚未上市，大多数应用经验来自东亚国家和美国。

D. Ribero (✉)
Division of General and Oncologic Surgery, Santa Croce e Carle Hospital, Cuneo, Italy
e-mail: ribero.d@ospedale.cuneo.it

D. Baldassarri
Division of General Surgery, San Gaudenzio Hospital, Novara, Italy
e-mail: dmc.baldassarri@gmail.com

G. Spinoglio
Faculty Colorectal Robotic Surgery, IRCAD, Strasbourg, France
e-mail: gspinoglio@icloud.com

© The Author(s) 2024
G. Ceccarelli, A. Coratti (eds.), *Robotic Surgery of Colon and Rectum*, Updates
in Surgery, https://doi.org/10.1007/978-3-031-33020-9_20

本章的目的是分析结直肠外科领域现有的相关数据，并介绍笔者在尸体模型中操作的初步经验，以阐明达芬奇SP平台的优缺点。

20.2　达芬奇SP在结直肠手术中的临床结果

目前仅有有限的数据描述了达芬奇SP在结直肠手术中应用的临床结果。Noh等于2020年发表了一份病例报告，描述了5例右半结肠切除术和2例前列腺切除术的初步经验，结果显示出较好的短期临床结果，以及淋巴结清扫数量、近端和远端切缘长度、结肠或直肠系膜质量等满意的病理学结果。此后，来自东方和西方机构的少数研究也证实了不同类型的结肠手术（右半结肠切除、左半结肠切除、横结肠切除）和经腹直肠切除术（经括约肌间手术和腹会阴联合切除术）的可行性。Choi等完成了最大样本量的达芬奇SP手术系列病例报告，分析了57例连续进行达芬奇SP单孔直肠癌手术的患者，其中低位前切除术34例，超低位前切除术14例，经括约肌间切除术7例，腹会阴联合切除术2例，结果显示出令人满意的短期临床结局，30天内总并发症率为36%，只有2例患者（3.6%）出现严重并发症（Clavien IIIb-IV级），最常见的并发症是腹腔积液和尿潴留（各7例患者）。术后病理证实达芬奇SP在直肠切除术中表现良好，淋巴结清扫数目为（15.8±6.1）枚，环周切缘阳性率为5.3%。由于操作困难，10例手术采用了单孔腹腔镜杂交技术完成，术中使用与达芬奇SP相同的通道，无须额外的穿刺孔，大多数中转腹腔镜手术发生在前16例患者的手术操作中。通过分析手术时间、机器对接时间和医师控制台时间，作者分析了学习曲线，经过21台手术后，外科医师的单孔机器人手术熟练程度达到稳定和提升。

近年来，越来越多的全直肠系膜切除术（TME）

经肛门自下而上（TaTME）进行，可以经腹腔镜或机器人辅助下完成（rTaTME）。临床前尸体模型研究证明了达芬奇SP可以安全、熟练地实现TaTME经肛门的手术操作。Marks等报道了首例达芬奇SP rTaTME的临床经验，对两名患者进行了经肛直肠TME切除术并完成手工吻合，第一例患者腹部的手术是将达芬奇SP重新连接后通过腹部单孔完成，而第二例手术是完全经肛完成的纯NOTES手术。

在过去的10年里，经肛门微创手术（Transanal Minimally Invasive Surgery，TAMIS）技术在治疗直肠良性病变和低风险T1腺癌中的应用越来越广泛，研究表明，TAMIS比传统的经肛门手术具有更多的优势，但存在一定的技术局限性，如缺乏稳定的平台，外科医师和助手在患者两腿之间的空间有限，人体工程学差和器械相互碰撞，组织游离和缝合困难，以及学习曲线长。而达芬奇SP有望解决传统TAMIS的技术问题。Marks等在尸体研究中探索了SP在TAMIS手术中的应用潜力，随后进行了II期临床试验并纳入26名患者，评估了达芬奇SP rTAMIS的可行性和安全性。临床研究的结果令人非常满意，100%实现整块切除和阴性切缘，无死亡病例，并发症发生率为15.8%，尽管2例患者术中中转为TME，但作者证实了达芬奇SP手术平台在rTAMIS手术中的潜在优势。

20.3　笔者在尸体模型手术中的经验

2018年3月，笔者使用达芬奇SP在尸体模型上进行了两种不同术式的手术操作。机器人平台、实验室和尸体均由直觉外科公司提供，笔者经过3小时的实验室培训，熟悉机器人平台内镜、器械和全息导航辅助系统的使用后，在尸体模型上进行了一台rTaTME和一台经阴道的右半结肠CME切除术加D3淋巴结清扫。

20.3.1　达芬奇SP机器人经肛门全直肠系膜切除术

使用Allen截石位架将尸体摆放为改良截石位，并采用轻度的Trendelenburg体位（0°~10°），床旁机械臂系统在身体左侧90°处，影像处理平台在左肩上方。两具尸体模型分别模拟了肿瘤下缘距肛直线（Anorectal Line）1cm和4cm的情况。

第一例手术中，在齿状线水平手工荷包缝合关闭肠腔，随后使用机器人行部分括约肌间切除术，并继续头侧解剖直到达到肛提肌平面，术中配合使用了GelPOINT通道器，观察口置入镜头，1号、2号、3号孔分别使用Cadiere钳、单极弯剪和双极钳，手术操作时机器人戳卡的远端点定位在距离肛门约15cm的位置。第二例手术中，从经肛门操作开始，机器人戳卡置于通道器的12点钟位置，并在GelSeal盖子的下部插入一个直径10 mm的穿刺器。达芬奇SP对接完成后，手术器械的布局与第一例手术相同。建立15mmHg的直肠气腔环境，使用机器人器械（第2机械臂持针器）进行全层的荷包缝合，环周标记切开位置，随后用单极剪垂直全层切断直肠壁。首先进行后壁的解剖游离，直至进入无血管的骶前平面，直肠系膜的游离先进行后方的游离，再进行直肠下端前壁的游离，最后处理侧面。此后，沿TME平面以柱状方式向头侧游离，最终打开Douglas窝处的腹膜，进入腹腔。拖出标本以评估TME的质量，2例手术的系膜标本完好无损，均评定为"完整"。

20.3.2　达芬奇SP机器人经阴道右半结肠切除术

尸体、床旁机械臂系统和影像处理平台的摆放与达芬奇SP rTaTME相同，尸体向左倾斜10°。手术开始时先切开阴道后穹隆，置入Alexis伤口保护器–牵引器，将机器人穿刺器经阴道置入，确保尖端进入腹腔，闭合Alexis保护器，建立12mmHg的气腹，在左髂前上棘上方5cm处置入12mm腹腔镜戳卡，对接达芬奇SP后，将双极钳、单极弯剪和

Cadiere钳分别放置在1号、2号和3号通道。将小肠置于左上腹后，采用尾侧入路自下而上进行右半结肠CME切除和D3淋巴结清扫，手术方法与先前报道的达芬奇Xi右半结肠切除术一致。经辅助孔使用线性吻合器完成腔内回肠横结肠overlap顺蠕动侧侧吻合，倒刺线手工连续缝合关闭共同开口。经阴道取出标本并检查评估结肠系膜解剖的质量，评定为C级。

20.3.3　技术考量

与标准TaTME或达芬奇Xi进行的rTaME相比，笔者使用达芬奇SP进行的rTaTME手术能够简化关键手术步骤的难度。首先，它解决了外科医师和助手在患者双腿之间空间受限的问题，同时提供了稳定的术野和增强的3D视觉效果。其次，3把手术器械和内镜平行分布，避免了机械臂之间或与患者大腿之间的碰撞。第三，器械的关节设计更有利于实现向尾后方大角度的解剖，以便更好地进入正确的解剖平面。此外，双手灵活性和人体工程学的改进提高了侧方解剖的便利性，这是减少盆腔神经损伤风险的关键步骤。整个手术过程中，通过旋转手术器械和镜头位置优化手术器械的操作角度，使各个位置的解剖变得更加轻松。总体来看，第3机械臂的牵引和暴露简化了所有手术步骤的操作难度，这与只有两只机械臂或器械可用的达芬奇Si/Xi rTaTME或腹腔镜TaTME相比是一项巨大的进步，清晰的显露更有利于术中保护直肠系膜"信封"的完整性。所有这些优势都可能减少外科医师疲劳、压力和不适感，从而提高手术表现。

在右半结肠切除术中，与达芬奇Xi平台相比，在器械操作性、组织处理的精准性和细微解剖方面没有明显的差异，但单孔手术的特定设计让我们能够探索新的外科手术路径。虽然没有客观数据比较达芬奇SP和达芬奇Xi机械臂的力度，但我们感觉在某些操作时，达芬奇SP机械臂的力度有些弱。此外，达芬奇SP系统第3机械臂牵引范围有限，缺乏

吸引、吻合和血管封闭装置，这与多孔机器人系统相比存在一定的不足。

在所有手术中，我们发现达芬奇SP装机简便、便于使用和解剖缝合精准。

20.4 结论

现有数据和笔者经验表明，达芬奇SP在结直肠外科手术中具有很大的应用潜力，可与达芬奇Xi相媲美，但目前仍有许多问题有待解答，需后续研究进一步定义这项技术的临床应用角色并筛选确定哪些患者是最佳获益人群。

参考文献

[1] Jayne DG, Thorpe HC, Copeland J, et al. Five-year follow-up of the Medical Research Council CLASICC trial of laparoscopically assisted versus open surgery for colorectal cancer. Br J Surg. 2010;97(11):1638–45.

[2] Noh GT, Oh BY, Han M, et al. Initial clinical experience of single-incision robotic colorectal surgery with da Vinci SP platform. Int J Med Robot. 2020;16(3):e2091.

[3] Kim HJ, Choi GS, Song SH, et al. An initial experience with a novel technique of single-port robotic resection for rectal cancer. Tech Coloproctol. 2021;25(7):857–64.

[4] Piozzi GN, Kim JS, Choo JM, et al. Da Vinci SP robotic approach to colorectal surgery: two specific indications and short-term results. Tech Coloproctol. 2022;26(6):461–70.

[5] Noh GT, Chung SS, Lee RA, et al. Robotic single-incision right hemicolectomy with extended lymphadenectomy using the da Vinci SP surgical platform. J Minim Invasive Surg. 2021;24(2):109–12.

[6] Piozzi GN, Lee DY, Kim JS, Kim SH. Da Vinci single-port (SP) robotic transverse colectomy for mid-transverse colon cancer. Tech Coloproctol. 2022;26(8):681–2.

[7] Song SH, Kim HJ, Choi GS, et al. Initial experience with a suprapubic single-port robotic right hemicolectomy in patients with colon cancer. Tech Coloproctol. 2021;25(9):1065–71.

[8] Marks JH, Kunkel E, Salem J, et al. rSILS: initial clinical experience with single-port robotic (SPr) right colectomy. Tech Coloproctol. 2020;24(8):817–22.

[9] Marks JH, Salem JF, Anderson BK, et al. Single-port robotic left colectomy: first clinical experience using the SP robot (rSILS). Tech Coloproctol. 2020;24(1):57–63.

[10] Salem JF, Agarwal S, Schoonyoung H, et al. Initial clinical experience with single-port robotic (SP r) left colectomy using the SP surgical system: description of the technique. Surg Endosc. 2021;35(7):4022–7.

[11] Choi MS, Yun SH, Oh CK, et al. Learning curve for single-port robot-assisted rectal cancer surgery. Ann Surg Treat Res. 2022;102(3):159–66.

[12] Sylla P, Rattner DW, Delgado S, Lacy AM. NOTES transanal rectal cancer resection using transanal endoscopic microsurgery and laparoscopic assistance. Surg Endosc. 2010;24(5):1205–10.

[13] Hu JM, Chu CH, Jiang JK, et al. Robotic transanal total mesorectal excision assisted by laparoscopic transabdominal approach: a preliminary twenty-case series report. Asian J Surg. 2020;43(1):330–8.

[14] Kneist W, Stein H, Rheinwald M. Da Vinci single-port robot-assisted transanal mesorectal excision: a promising preclinical experience. Surg Endosc. 2020;34(7):3232–5.

[15] Marks JH, Salem JF, Adams P, et al. SP rTaTME: initial clinical experience with single-port robotic transanal total mesorectal excision (SP rTaTME). Tech Coloproctol. 2021;25(6):721–6.

[16] Lee L, Kelly J, Nassif GJ, et al. Establishing the learning curve of transanal minimally invasive surgery for local excision of rectal neoplasms. Surg Endosc. 2018;32(3):1368–76.

[17] Marks JH, Ng S, Mak T. Robotic transanal surgery (RTAS) with utilization of a next-generation single-port system: a cadaveric feasibility study. Tech Coloproctol. 2017;21(7):541–5.

[18] Marks JH, Kunkel E, Salem JF, et al. First clinical experience with single-port robotic transanal minimally invasive surgery: phase II trial of the initial 26 cases. Dis Colon Rectum. 2021;64(8):1003–13.

[19] Petz W, Ribero D, Bertani E, et al. Suprapubic approach for robotic complete mesocolic excision in right colectomy: oncologic safety and short-term outcomes of an original technique. Eur J Surg Oncol. 2017;43(11):2060–6.

（译者：崔建新 李锐）

第21章
机器人手术在炎症性肠病和全结肠切除术中的应用

Graziano Ceccarelli, Fabio Rondelli, Walter Bugiantella, Fabio Cianchi, Fausto Catena, and Michele De Rosa

21.1 微创手术治疗炎症性肠病

手术仍然是治疗炎症性肠病的主要方式，并且过去几十年来人们一直致力于开展微创技术，尤其是针对非复杂性的案例。与开腹手术相比，腹腔镜手术已被证实术后恢复更好、疼痛更轻、住院时间更短，并且肠道功能恢复更快。更重要的是，腹腔镜手术能够更好地预防腹部粘连，这对于经常有免疫力低下并且可能需要多次手术的患者来说至关重要。

保留功能的直肠结肠切除术联合回肠储袋肛管吻合术（IPAA）是治疗难治或伴有异常增生或恶变的溃疡性结肠炎患者的标准术式。回肠储袋肛管吻合术由A. Parks和J. Nicholls于1978年提出，对于希望保有肠道连续性的患者而言是最佳的治疗方案。随着腹腔镜技术的出现，这种手术从最初使用手工缝合的开腹方式转变为采取微创方式实现，但手术的复杂性和过少的指征限制了它的推广。接受回肠储袋肛管吻合术的患者通常年龄较小，但术后并发症的发生率很高（30%~40%），如手术部位感染、肠梗阻、吻合口漏和30天再入院，即使在大中心也是如此。其中高BMI、营养不良和长期使用类固醇/免疫抑制剂是主要的风险因素。有研究对微创手术的效果和潜在优势进行探讨，发现相比于开腹手术，远期粘连性小肠梗阻发生率下降的趋

补充信息：
线上信息详见 https://doi.org/10.1007/978-3-031-33020-9_21.

G. Ceccarelli (✉) · W. Bugiantella · M. De Rosa
General and Robotic Surgery Unit, San Giovanni Battista Hospital, Foligno (Perugia), Italy
e-mail: g.cecca2003@libero.it; dr.bugiantella@gmail.com; michele.derosa@nhs.net

F. Rondelli
General and Specialized Surgery Unit, Santa Maria Hospital, Terni, Italy
e-mail: rondellif@hotmail.com

F. Cianchi
Digestive Surgery Unit, Careggi University Hospital, Florence, Italy
e-mail: cianchif@aou-careggi.toscana.it

F. Catena
Department of General and Emergency Surgery, Bufalini Hospital, Cesena, Italy
e-mail: fausto.catena@auslromagna.it

势尤为突出。机器人手术可降低术中转开腹率，而在治疗溃疡性结肠炎的直肠结肠切除术和回肠储袋肛管吻合术中应用机器人手术也被证实可以减少术中失血和并发症，使得回肠储袋肛管吻合术更为安全。

对于往往需要进行部分回结肠切除的克罗恩病患者的手术治疗，与开腹手术和腹腔镜手术相比，机器人技术能更快地恢复肠道功能，同时降低中转开腹率和并发症的发生率。而对于并发脓肿或瘘管的患者，有时则会建议其采取杂交技术。虽然机器人技术得益于神经保护方面的优势，使其在多数情况下于直肠手术和部分再次手术患者中十分实用，尤其是男性患者，但是也有通过机器人手术完成狭窄形成术的报道。

要开展炎症性肠病的机器人手术治疗需要完成足够长的机器人手术学习曲线和培训，以及具备丰富的炎症性肠病的开腹和传统微创手术经验。相较于标准腹腔镜手术，机器人手术通常需要更长的手术时间，但随着手术团队经验和培训的积累，这一点可以得到改善。然而，比较研究未能发现机器人手术在并发症、吻合口漏和恢复正常生活方面有任何实质性优势。

21.2 机器人全结肠切除术和全直肠结肠切除术的技术要点

全结肠切除术或全直肠结肠切除术，联合或不联合回肠储袋肛管吻合术，是作为患有慢性溃疡性结肠炎、家族性腺瘤性息肉病和同时性结直肠肿瘤等不同疾病的患者的首选治疗方法。其他的适应证还包括结肠切除术后的再次手术、部分特定的横结肠肿瘤和左半结肠肿瘤（尤其是结肠脾曲肿瘤）、中毒性巨结肠，以及功能性疾病，如结肠无力。

患者取分腿仰卧位，以便在手术结束时改成截石位（图21.1）。最新一代的达芬奇X或Xi系统可以在无须重新定位机器人的情况下旋转患者手术平台，从而使涉及多象限范围的手术变得更为简单和便捷。与以往平台有所不同，这种型号的患者手术平台在整个手术过程中一般放置于患者的两腿之间。最新的达芬奇系统有时可以实现单对接，否则在主要手术步骤中必须进行双对接甚至三对接。吊臂的旋转取决于起始的结肠位置和涉及的操作步骤。一般使用4个机器人戳卡（沿着对角线放置，如图21.1）外加1个或2个腹腔镜辅助戳卡，而使用达芬奇Xi系统需要2个不同的吊臂位置。

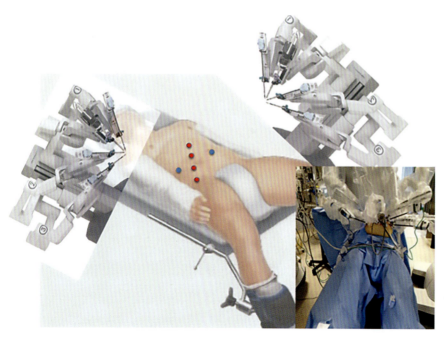

图21.1 机器人全结肠切除术的患者和戳卡的位置。图中展示了用于双对接的患者手术平台位置

如果从右侧开始，患者处于向左倾斜（20°）的头低足高斜卧位（Trendelenburg体位），在不改变对接的情况下将机器人吊臂旋转到患者右侧，游离右半结肠、横结肠和脾曲。第二次对接需要将吊臂旋转到患者左侧，患者仍保持头低脚高位，但稍向右倾斜，此次对接用于完成左半结肠切除术、直肠切除术和回肠储袋肛管吻合术。一般采用中间入路法处理结肠系膜血管，对于恶性肿瘤患者则会从血管起始处开始实施淋巴结清扫，并且采取全结肠系膜切除术和全直肠系膜切除术（TME）。直肠切除术可使用传统腹腔镜或机器人EndoWrist吻合器进行。一般通过耻骨上4~5cm的Pfannenstiel切口（图21.2）或经肛门或扩大脐旁切口将标本取出。20cm长的回肠J形储袋一般在体外通过手工缝合或吻合器完成吻合。29mm的圆形吻合器可以用于经肛门的回肠肛管端端吻合，而保护性袢式回肠造口一般放置在右侧髂窝处。

21.3　文献回顾

与传统腹腔镜手术相比，机器人手术在炎症性肠病中的应用有着总体更低的术中中转开腹手术的

比例、较短的肠道功能恢复时间（尤其在克罗恩病的回结肠切除术后），以及总体较低的并发症发生率。机器人手术在TME和保留神经的直肠切除术中的优势已得到广泛证实。与腹腔镜技术相比，机器人技术用于直肠切除术、扩大结肠切除术和回肠储袋肛管吻合术时，估计失血量和并发症更少，以及更低的再入院率。而当手术中出现脓肿、瘘管或蜂窝织炎等并发症时，杂交技术的策略，如腹腔镜手术加开腹手术，或腹腔镜手术加机器人手术则十分有用。

2016年，Moghadamyeghaneh等从美国国家住院患者样本数据库中选取了26 721名患者，发表了有关他们在2009—2012年接受择期全结肠切除术的系列研究。其中，62.8%的患者接受了开腹手术，37.2%的患者接受了微创手术（9614例腹腔镜手术，326例机器人手术），而最常见的适应证是溃疡性结肠炎。与微创手术相比，接受开腹手术的患者的死亡率和发病率明显更高，而接受腹腔镜手术和机器人手术的患者的死亡率和发病率没有明显差异。腹腔镜手术的术中中转开腹率明显高于机器人手术。腹腔镜手术和机器人手术的平均住院时间（8天）相似，与开腹手术的11天相比明显

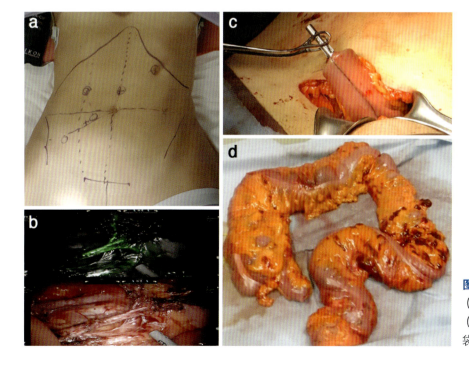

图21.2 （a）术前计划的戳卡定位；（b）使用吲哚菁绿进行血管识别；（c）经Pfannenstiel切口作回肠储袋；（d）全直肠切除术标本

缩短。住院费用方面，腹腔镜手术的费用明显低于开腹手术（$P < 0.01$），而机器人手术的费用明显高于腹腔镜手术，平均相差15 595美元。

2018年，Renshaw等发表了一篇关于炎症性肠病的机器人结直肠切除术围术期结果和不良事件的系统回顾。该研究中，3项为病例匹配观察研究，4项为病例系列报道，1项为病例报告，共计150名患者。总体并无死亡病例被报道，54%的患者出现了并发症，其中20%为Clavien-Dindo分级Ⅲ级和Ⅳ级。患者平均住院时间为8.6天，中转开腹率为7.3%，患者再入院率为24.7%。研究发现，机器人手术的手术时间明显更长，不过机器人手术、腹腔镜手术和开腹手术之间的术中中转开腹率、并发症发生率、住院时间和再入院率相似。该研究均未比较机器人手术和传统手术的成本效益。

Flynn等进行了一项系统回顾，其中包括9项研究，共有640名患者接受了3种不同方法（170例开腹手术、174例腹腔镜手术和286例机器人手术）的回肠储袋肛管吻合术治疗。结果表明，机器人手术可以安全施行，其中3组之间的总体并发症、吻合口漏和重返手术的比例相当。

Opoku等分析了4年间（2016—2019年）的1067例开腹、971例腹腔镜和341例机器人全结肠切除术加回肠储袋肛管吻合术的患者情况，其中最常见的适应证是炎症性肠病（64%）、恶性肿瘤（18%）和家族性腺瘤性息肉病（7%）。全体队列的并发症总发生率为26.8%，其中吻合口漏占4%，再次手术占6%，回肠梗阻占21%，再入院率为21%。在研究当中并没有明确指出某一项技术能带来更好的短期结局，包括住院时间、总发病率、吻合口漏、30天再入院率和再手术率。与其他手术相比，微创技术（腹腔镜或机器人）的传统优势并不明显，因而作者得出结论认为，与回肠储袋肛管吻合术相关的

高术后发病率与手术方法无关。

在近期的一篇论文中，Bianchi等发表了其团队于Creteil医院（法国亨利-蒙多尔大学）的三级医疗中心对所有16例患者进行机器人全直肠结肠切除和回肠储袋肛管吻合术治疗的经验。16例患者中有14例患有溃疡性结肠炎无术中中转开腹、再入院和死亡的报道，平均住院时间为8.2天。作者还对文献进行了系统回顾，其中包括23项回顾性研究和736例机器人手术病例。结果显示，与腹腔镜手术相比，机器人手术的中转开腹率较低（$P=0.03$），但手术时间较长（$P=0.02$），术后并发症和住院时间则无差异。

21.4 总结

近10年来，机器人手术在炎症性肠病中的应用受到越来越多的关注。机器人技术可用于具有挑战性的术式中，如用于治疗克罗恩病的狭窄成形术或溃疡性结肠炎治疗中的全结肠切除术或直肠结肠切除术，其可作为一种较有新意的传统腹腔镜手术替代方案。然而，这种技术有着成本高、多次对接导致的操作时间长，以及适用性低的严重缺点。由于这种手术是在专门的大容量中心中对特定病例开展的，有关这方面的文献并不充足，因此这种手术缺乏高等级别证据。机器人手术的主要优势之一在于与腹腔镜手术相比，其术中中转开腹率较低。新型的机器设备则缩短了对接步骤所需的时间。

机器人手术在年轻人群中的远期结局，如肠道和泌尿生殖系统功能、切口疝、生活质量、继发于粘连的小肠梗阻等尚未进行充分研究，还需要通过开展随机对照试验对这些远期结局，以及机器人手术的成本效益进行分析以明确这项技术的实用性。

参考文献

[1] Crippa J, Carvello M, Kotze PG, Spinelli A. Robotic surgery in inflammatory bowel disease. Curr Drug Targets. 2021;22(1):112-6.

[2] Wu XJ, He XS, Zhou XY, et al. The role of laparoscopic surgery for ulcerative colitis: systematic review with meta-analysis. Int J Color Dis. 2010;25(8):949-57.

[3] Indar AA, Efron JE, Young-Fadok TM. Laparoscopic ileal pouch-anal anastomosis reduces abdominal and pelvic adhesions. Surg Endosc. 2009;23(1):174-7.

[4] Parks AG, Nicholls RJ. Proctocolectomy without ileostomy for ulcerative colitis. Br Med J. 1978;2(6130):85-8.

[5] Ahmed Ali U, Keus F, Heikens JT, et al. Open versus laparoscopic (assisted) ileo pouch anal anastomosis for ulcerative colitis and familial adenomatous polyposis. Cochrane Database Syst Rev. 2009;2009(1):CD006267.

[6] White I, Jenkins JT, Coomber R, et al. Outcomes of laparoscopic and open restorative proctocolectomy. Br J Surg. 2014;101(9):1160-5.

[7] Ng KS, Gonsalves SJ, Sagar PM. Ileal-anal pouches: a review of its history, indications, and complications. World J Gastroenterol. 2019;25(31):4320-42.

[8] Flynn J, Larach JT, Kong JCH, et al. Robotic versus laparoscopic ileal pouch-anal anastomosis (IPAA): a systematic review and meta-analysis. Int J Color Dis. 2021;36(7):1345-56.

[9] Haas EM, de Paula TR, Luna-Saracho R, LeFave JJ. Robotic total intracorporeal completion proctectomy with restorative IPAA: the NICE approach. Dis Colon Rectum. 2020;63(11):e550-1.

[10] Lightner AL, Kelley SR, Larson DW. Robotic platform for an IPAA. Dis Colon Rectum. 2018;61(7):869-74.

[11] Miller AT, Berian JR, Rubin M, et al. Robotic-assisted proctectomy for inflammatory bowel disease: a case-matched comparison of laparoscopic and robotic technique. J Gastrointest Surg. 2012;16(3):587-94.

[12] Lightner AL, Grass F, McKenna NP, et al. Short-term postoperative outcomes following robotic versus laparoscopic ileal pouch-anal anastomosis are equivalent. Tech Coloproctol. 2019;23(3):259-66.

[13] Aydinli HH, Anderson M, Hambrecht A, et al. Robotic ileocolic resection with intracorporeal anastomosis for Crohn's disease. J Robot Surg. 2021;15(3):465-72.

[14] Tou S, Pavesi E, Nasser A, et al. Robotic-assisted strictureplasty for Crohn's disease. Tech Coloproctol. 2015;19(4):253-4.

[15] Neumann PA, Rijcken E. Minimally invasive surgery for inflammatory bowel disease: review of current developments and future perspectives. World J Gastrointest Pharmacol Therapeut. 2016;7(2):217-26.

[16] Diana M, Marescaux J. Robotic surgery. Br J Surg. 2015;102(2):e15-28.

[17] Gul F, Kazmi SNH, Abbas K, et al. The future of robotic surgery for inflammatory bowel diseases. Ann Med Surg (Lond). 2022;25(81):104476.

[18] Hota S, Parascandola S, Smith S, et al. Robotic and laparoscopic surgical techniques in patients with Crohn's disease. Surg Endosc. 2021;35(8):4602-8.

[19] Renshaw S, Silva IL, Hotouras A, et al. Perioperative outcomes and adverse events of robotic colorectal resections for inflammatory bowel disease: a systematic literature review. Tech Coloproctol. 2018;22(3):161-77.

[20] Jimenez-Rodriguez RM, Quezada-Diaz F, Tchack M, et al. Use of the xi robotic platform for total abdominal colectomy: a step forward in minimally invasive colorectal surgery. Surg Endosc. 2019;33(3):966-71.

[21] Roviello F, Piagnerelli R, Ferrara F, et al. Robotic single docking total colectomy for ulcerative colitis: first experience with a novel technique. Int J Surg. 2015;21:63-7.

[22] Morelli L, Guadagni S, Mariniello MD, et al. Hand-assisted hybrid laparoscopic-robotic total proctocolectomy with ileal pouch-anal anastomosis. Langenbeck's Arch Surg. 2015;400(6):741-8.

[23] Pedraza R, Patel CB, Ramos-Valadez DI, Haas EM. Robotic-assisted laparoscopic surgery for restorative proctocolectomy with ileal J pouch-anal anastomosis. Minim Invasive Ther Allied Technol. 2011;20(4):234-9.

[24] Moghadamyeghaneh Z, Hanna MH, Carmichael JC, et al. Comparison of open, laparoscopic, and robotic approaches for total abdominal colectomy. Surg Endosc. 2016;30(7):2792-8.

[25] Opoku D, Hart A, Thompson DT, et al. Equivalency of short-term perioperative outcomes after open, laparoscopic, and robotic ileal pouch anal anastomosis. Does procedure complexity override operative approach? Surg Open Sci. 2022;9:86-90.

[26] Bianchi G, Gavriilidis P, Martínez-Pérez A, et al. Robotic multiquadrant colorectal procedures: a single-center experience and a systematic review of the literature. Front Surg. 2022;9:991704.

〔译者：林敬（Joshua Lin）　孙晶〕

第22章
达芬奇机器人在老年结直肠癌患者中的应用

Antonio Crucitti, Giada Di Flumeri, Andrea Mazzari, Francesco Sionne,
and Pasquina M. C. Tomaiuolo

22.1 结直肠癌流行病学表现

结直肠癌（CRC）是全球第三大常见的男性癌症和第二大常见的女性癌症，全球每年新发病例达到1 340 000例，因此被认为是世界上最具生命威胁和最常见的肿瘤性疾病之一。

2020年亚洲结直肠癌（CRC）的发病率和死亡率最高，新发病例为1 009 400例，占全球比例的52.3%，死亡病例为506 499例，占全球比例的54.2%。同一年，美国结肠癌新发病例约有104 610例，直肠癌患者约为43 340例。根据意大利医学肿瘤学会（AIOM）登记的数据，2020年意大利大约有43 700例新发病例（男性23 400例；女性20 300例）。在死亡率方面，2021年意大利预计有21 700人死亡（男性11 500人；女性10 200人）。意大利肿瘤学会数据也表明结直肠癌确诊后5年无病生存率男性为65%，女性为66%。确诊后五年生存率为64%，10年内为58%。肿瘤分期仍然是影响结直肠癌生存的危险因素。早期局限性结直肠癌占新发病例的39%，其五年生存率为90%。新发病例中约有71%患者确诊时已经有区域淋巴结转移或者远处转移，该部分患者五年生存率则下降至14%。年龄超过60岁的患者确诊时其发生淋巴结转移或者远处转移的风险较大。

22.2 老年患者的定义

目前大多数结直肠癌研究所纳入的患者年龄不尽相同，年龄从65～80岁不等；因此，缺乏对老年患者的明确定义是评估老年人群结直肠手术效果的困难之一。

由于患者身处不同文化环境之中，因此"老年"是一个非常多变的定义。目前绝大多数文献将不小于65岁定义为老年，并且最近又将老年患者分为2组，即65～74岁为"低龄老年"，75岁以上为"高龄老年"。衰弱症是指患者易患多种慢性疾病，它与衰老有关，并且是多种疾病的诱因，也是患者死亡的主要风险因素。由于大多数老年患者合

A. Crucitti (✉)
Department of Medical and Surgical Sciences, Catholic University, Rome, Italy
General and Minimally Invasive Surgery Unit, Cristo Re Hospital, Rome, Italy
e-mail: antonio.crucitti@unicatt.it

G. Di Flumeri · A. Mazzari · F. Sionne · P. M. C. Tomaiuolo
General and Minimally Invasive Surgery Unit, Cristo Re Hospital, Rome, Italy
e-mail: giada.diflumeri@gmail.com; and.mazzari@gmail.com;
francesco.sionne92@gmail.com; pasquina.tomaiuolo@gmail.com

© The Author(s) 2024
G. Ceccarelli, A. Coratti (eds.), *Robotic Surgery of Colon and Rectum*, Updates
in Surgery, https://doi.org/10.1007/978-3-031-33020-9_22

并基础疾病且器官功能退化，因此临床试验中很少纳入高龄患者予以研究，所以现阶段多数指南是基于年轻患者的临床数据制定的。因此，采用多个学科共同制定老年肿瘤患者治疗方案，可以更充分地评估患者疾病的复杂性，并且可以更客观地分析患者的发病机制并制订治疗方案。

脆弱性评估、多维老年学评估（MGA）或全面老年学评估（CGA）是老年医学中的评估工具，旨在为患者规划医疗和社会健康护理。多维老年学评估可以发现老年患者个体的多种问题，评估他们的身体状况和护理需求，并制订一个全面的治疗计划来满足患者的需求。根据国际老年肿瘤学会（SIOG）指南，多维老年学评估（MGA）或全面老年学评估（CGA）可以在术前准确评估老年患者的一般状况，并且制订详细的术后康复计划，因此老年结直肠癌患者也可以像年轻患者一样接受结直肠癌手术。手术治疗后患者仍然预后良好，年龄并不是开腹结直肠癌术后并发症的独立危险因素。

22.3　结直肠癌在老年患者中的流行病学表现

30% ~ 40%的结直肠癌患者发病年龄超过75岁，因此结直肠癌在老年患者中有更高的发病率。既往文献也表明，75%的患者发病年龄超过65岁，且在70岁左右发病率最高，40岁以下患者中发病率较低。80岁以上的患者占新发病例的20%，每年大约每100名女性中有2例，每100名男性中有3 ~ 4例。

22.4　结直肠癌机器人手术

自2000年美国食品药品监督管理局批准达芬奇机器人系统应用于临床以来，机器人手术已经开展了20多年。相比于开腹手术或腹腔镜手术，机器人辅助手术存在诸多优势，因此机器人被广泛应用于多个外科领域。机器人系统所包含的3D成像、独立摄像、工业机器人手腕、颤动过滤等功能克服了腹腔镜手术所存在的问题，进一步改善了手术技巧。

2002年Weber等首先将机器人应用于结直肠手术。但在早期它只被应用于低ASA评分、低BMI和状态良好的年轻患者，70岁以上的患者则被排除在外。头低足高位和较长的手术时间影响了机器人在结直肠癌手术中的应用。然而，随着手术水平和稳定性的提高，尤其是在狭小空间中，机器人明显改善了外科医师进行微创手术的可行性。此外，相关文献也表明，机器人具有中转开腹率低、失血较少和住院时间较短的优势。但是在腹腔镜结直肠手术中仍有15%的中转开腹率，所有这些优势只有在经过缓慢的学习曲线和更多的手术实践后才能实现。当然也有研究评估了术者熟练掌握机器人结直肠手术所需的手术量，Müller等认为对于经验丰富的外科医师来说，40例是一个合理的数字。然而，影响结直肠机器人手术后围术期效果的关键因素是患者选择，在临床实践中患者病情复杂度，以及术者手术经验也是安全实施机器人手术的关键。

与腹腔镜辅助结直肠手术相比，机器人结直肠手术有更好的短期效果，并且减少了中转开腹的概率，这些优势在特定的患者中尤为明显。

Sheng等所完成的一项Meta分析包含了40项研究，该研究评估了机器人、腹腔镜和开腹结直肠癌的手术效果，在手术时间、估计失血量、住院时间、并发症、死亡率和吻合口瘘方面潜在尺度缩减因子（Potential Scale Reduction Factor，PSRF）为1.00 ~ 1.01。而在伤口感染、出血和肠梗阻方面尺度缩减因子为1.00 ~ 1.02。与开腹手术相比，机器人和腹腔镜手术时间较长、住院时间明显较短。近期随着机器人手术费用的下降和术前准备的简化，机器人手术逐步成为结直肠癌手术的最佳方法（图22.1）。

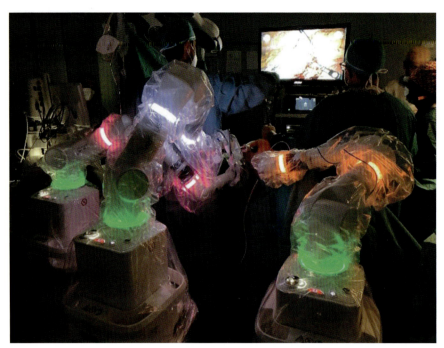

图22.1 CMR Versius平台

22.5 机器人结直肠癌手术在老年患者中的应用

现阶段全球老年人口正在不断增加，因此评估是否可以将机器人应用于老年患者是十分重要的。尽管目前相关研究仍较少，但一些研究已经证明了在老年患者中实施机器人辅助结直肠手术（RACS）的可行性。

在Ceccarelli等的回顾性研究中，共纳入363名患者。这些患者因不同的疾病接受了402次机器人手术，其中81%的患者是肿瘤疾病。根据年龄分为3组（第1组：<65岁；第2组：65～79岁；第3组：≥80岁），其中56%的患者是男性，平均年龄为65.6岁（年龄范围为18～89岁）。其中43%的患者是结直肠癌手术。在右半结肠切除术中，尽管在第2组及第3组中年龄≥80岁的病例较少，但是两组中转开腹率更高，而在平均手术时间和住院时间方面没有明显差异。总的来说，该研究认为，对于老龄患者群体，尤其在腹部肿瘤手术中，机器人辅助手术是安全有效的。此外，对于大多数患者而言，较长的手术时间和头低脚高体位并不是问题。当然临床

工作中，是否在老年实施机器人手术，应充分考虑费用等方面从而做出更合适的治疗方案。

在另一个由Hugo Cuellar-Gomez等进行的前瞻性研究中，共计纳入了76名在韩国大学安南医院接受达芬奇机器人结直肠癌根治术的患者，且年龄均超过75岁。该研究将患者按照年龄分为3组，即低龄老年人（75～80岁）、中龄老年人（81～85岁）和高龄老年人（≥86岁），并且比较了术中和术后的结果，以及肿瘤学结果。术后并发症的发生率在各组之间没有统计学差异，平均随访时间内复发率则有明显差异（分别为$P=0.045$和$P=0.008$）。3组的5年肿瘤特异生存率分别为27.0%、21.0%和0%。在多因素分析中，TNM分期在任何组别中都不是肿瘤特异生存率的危险因素，而术后淋巴结数目是肿瘤复发（$P=0.027$）和肿瘤特异生存率（$P=0.047$）的独立危险因素。因此，在老年结直肠癌患者中，机器人手术是安全有效的，且其在肿瘤特异生存率方面表现不俗。

Oldani等在28名年轻患者和22名老年患者中进行了50次机器人结直肠手术，尽管病例数有限，且老年患者平均ASA评分明显更高，但在术后并发

症、住院时间、首次饮食摄入、首次排气和肿瘤学结果方面与年轻组相比没有统计学差异。

在一项回顾性研究中，Asako Fukuoka等为了更好地选择适合机器人手术的老年患者，评估了1240名患者（1131/91.2%，年龄<85岁）的手术效果、术后短期结果和预后。老年组的ASA评分明显较高；淋巴结清扫范围减少的比率、总体并发症发生率，以及肺炎和血栓栓塞发生率在老年患者中更高。各组间的肿瘤特异生存率没有统计学差异。术后住院时间在老年组中显著增加（$P<0.05$）；总体生存率在老年人中显著降低（$P<0.05$），但无病生存期没有显著差异。该研究的作者认为，经过适当评估和谨慎管理围术期手术风险后，可以在老年患者中进行机器人结直肠癌手术。

Westrich等在58名接受机器人根治性结直肠癌手术的患者中进行了短期效果评估，并且将患者分为两组：低龄老年组（80～85岁）和高龄老年组（≥86岁）。在短期结果方面没有发现统计学差异；12%的患者出现了主要并发症，90天死亡率为1.7%，总生存率和无病生存率分别为81%和87.3%，其中低龄老年组的总生存率显著优于高龄老年组（$P=0.024$）。作者也认为，机器人结直肠癌手术在80岁及以上患者中是可行的，临床效果和生存率良好。

虽然目前文献大多基于回顾性研究且患者数量有限，但确实证明机器人结直肠癌手术是安全可行的，并为老年患者提供了诸多好处。年龄本身不应成为机器人手术的排除标准。

22.6　结论

随着胃肠道手术和结直肠癌手术的进步，现在越来越多的老年患者接受了结直肠癌手术。但是针对老年患者所进行的多维度评估仍然较少。因此对于老年患者，外科医师、麻醉师和老年医学专家的术前共同评估是至关重要的。

手术后加速恢复在老年患者中已取得良好结果，因此我们必须在预康复阶段充分评估患者并制定康复计划，以获得更好的治疗效果。

大量研究证明，结直肠癌患者可以耐受微创（腹腔镜或机器人）手术，年龄本身不是绝对禁忌证。即使老年患者自己选择开腹手术或腹腔镜手术，术者也应该告知其机器人手术的优势。

根据达芬奇机器人中心的报告，机器人手术对老年或者高龄患者是安全、可行和可以耐受的。老年患者显示出与年轻患者相当的术后效果。今后仍需要进一步和更大规模的观察性和随机前瞻性研究来验证在老年患者中应用机器人结直肠手术的有效性，从而达到更好的短期和长期术后效果。最后，考虑到机器人手术的高额成本，且为了更好地评估其对患者生活质量的影响，应根据每位患者的情况量身定制治疗方案。

参考文献

[1] Siegel RL, Miller KD, Fedewa SA, et al. Colorectal cancer statistics, 2017. CA Cancer J Clin. 2017;67(3):177-93.

[2] Torre LA, Bray F, Siegel RL, et al. Global cancer statistics, 2012. CA Cancer J Clin. 2015;65(2):87-108.

[3] Bray F, Ferlay J, Soerjomataram I, et al. Global cancer statistics 2018: GLOBOCAN estimates of incidence and mortality worldwide for 36 cancers in 185 countries. CA Cancer J Clin. 2018;68(6):394-424.

[4] Associazione Italiana di Oncologia Medica (AIOM). Linee Guida - Tumori nell'Anziano, 2019. https://www.aiom.it/wp-content/uploads/2019/10/2019_LG_AIOM_Anziano.pdf.

[5] Associazione Italiana di Oncologia Medica (AIOM). I numeri del cancro in Italia, 2021. https://www.aiom.it/wp-content/uploads/2020/10/2020_Numeri_Cancro-operatori_web.pdf.

[6] Ko FC. Preoperative frailty evaluation: a promising risk stratification tool in older adults undergoing general surgery. Clin Ther. 2019;41(3):387-99.

[7] Overcash J, Ford N, Kress E, et al. Comprehensive geriatric assessment as a versatile tool to enhance the care of the older person diagnosed with cancer. Geriatrics (Basel). 2019;4(2):39.

[8] Crucitti A, editor. Surgical management of elderly patients.

Springer; 1019.

[9] Weber PA, Merola S, Wasielewski A, Ballantyne GH. Telerobotic-assisted laparoscopic right and sigmoid colectomies for benign disease. Dis Colon Rectum. 2002;45(12):1689–94. discussion 1695–6

[10] Chen PJ, Wang JY, Jia B. Editorial: advances in and application of robotic-assisted surgery for colorectal cancer. Front Oncol. 2021;11:753880.

[11] Müller C, Laengle J, Riss S, et al. Surgical complexity and outcome during the implementation phase of a robotic colorectal surgery program – a retrospective cohort study. Front Oncol. 2021;10:603216.

[12] Liu L, Lv N, Hou C. Effects of a multifaceted individualized pneumoperitoneum strategy in elderly patients undergoing laparoscopic colorectal surgery: a retrospective study. Medicine (Baltimore). 2019;98(14):e15112.

[13] Li Y, Wang S, Gao S, et al. Laparoscopic colorectal resection versus open colorectal resection in octogenarians: a systematic review and meta-analysis of safety and efficacy. Tech Coloproctol. 2016;20(3):153–62.

[14] Hoshino N, Fukui Y, Hida K. Short-term outcomes of laparoscopic surgery for colorectal cancer in the elderly versus non-elderly: a systematic review and meta-analysis. Int J Color Dis. 2019;34(3):377–86.

[15] Kozman MA. Laparoscopic colorectal surgery is safe and may be beneficial in patients eighty years of age and over. Open J Gastroenterol. 2012;2(2):76–80.

[16] Hatakeyama T, Nakanishi M, Murayama Y, et al. Laparoscopic resection for colorectal cancer improves short-term outcomes in very elderly colorectal cancer patients. Surg Laparosc Endosc Percutan Tech. 2013;23(6):532–5.

[17] Sheng S, Zhao T, Wang X. Comparison of robot-assisted surgery, laparoscopic-assisted surgery, and open surgery for the treatment of colorectal cancer. A network meta-analysis. Medicine (Baltimore). 2018;97(34):e11817.

[18] de' Angelis N, Abdalla S, Bianchi G, et al. Robotic versus laparoscopic colorectal cancer surgery in elderly patients: a propensity score match analysis. J Laparoendosc Adv Surg Tech A. 2018;28(11):1334–45.

[19] Palomba G, Dinuzzi VP, Capuano M, et al. Robotic versus laparoscopic colorectal surgery in elderly patients in terms of recovery time: a monocentric experience. J Robot Surg. 2022;16(4):981–7.

[20] Addison P, Agnew JL, Martz J. Robotic colorectal surgery. Surg Clin N Am. 2020;100(2):337–60.

[21] Ceccarelli G, Andolfi E, Biancafarina A, et al. Robot-assisted surgery in elderly and very elderly population: our experience in oncologic and general surgery with literature review. Aging Clin Exp Res. 2017;29(Suppl 1):55–63.

[22] Cuellar-Gomez H, Rusli SM, Ocharan-Hernández ME, et al. Operative and survival outcomes of robotic-assisted surgery for colorectal cancer in elderly and very elderly patients: a study in a tertiary hospital in South Korea. J Oncol. 2022;2022:7043380.

[23] Oldani A, Bellora P, Monni M, et al. Colorectal surgery in elderly patients: our experience with daVinci xi system. Aging Clin Exp Res. 2017;29(Suppl 1):91–9.

[24] Fukuoka A, Makizumi R, Asano T, et al. Surgical outcomes of colorectal cancer surgery for 85-year-old patients in our hospital: retrospective comparison of short- and long-term outcomes with younger patients. J Anus Rectum Colon. 2021;5(3):247–53.

[25] Westrich G, Mykoniatis I, Stefan S, et al. Robotic surgery for colorectal cancer in the octogenarians. Int J Med Robot. 2021;17(4):e2268.

（译者：贺志云）

第23章
机器人手术在胃肠道间质瘤和尾肠囊肿中的应用

Vinicio Mosca, Miquel Kraft Carré, Alejandro Solís–Peña, Kapil Sahnan,
Gianluca Pellino, and Eloy Espín–Basany

23.1 尾肠囊肿和胃肠道间质瘤概述

23.1.1 解剖学考虑

尾肠囊肿（Tailgut Cysts，TGC）和胃肠道间质瘤（Gastrointestinal Stromal Tumors，GIST）是发生于直肠后间隙的罕见肿瘤，该间隙前界为直肠和直肠系膜筋膜，后界为骶前筋膜，上界为腹膜反折，下界为直肠骶骨和Waldeyer筋膜，两侧界为侧韧带、髂血管和输尿管。

23.1.2 尾肠囊肿

尾肠囊肿多见于30~60岁的女性患者，男性患者中恶性肿瘤更为常见。50%的病例无症状；在另一半患者中，多表现为与肿块效应相关的泌尿和肠道症状，如便秘和直肠刺激感。其他症状包括骶尾或会阴区域长期疼痛。在文献中也描述了下肢神经症状。大多数尾肠囊肿是良性的；恶性病变往往是有症状的，但常常发展到后期才被检测到。并发症包括囊肿感染、排便障碍或难产。

23.1.3 胃肠道间质瘤

GIST是起源于Cajal细胞的罕见肿瘤。直肠GIST占所有GIST的5%。GIST的发病年龄主要集中于50~60岁。症状与尾肠囊肿一样具有非特异性，伴或不伴有盆腔或肛门疼痛、胃肠道出血、贫血或体重减轻。增强CT是GIST诊断的首选影像学方法。氟脱氧葡萄糖–正电子发射断层扫描（Fluorodeoxyglucose–Positron Emission Tomography，FDG–PET）对评估甲磺酸伊马替尼治疗后肿瘤反应具有很好的特异性和敏感性。GIST中

V. Mosca · G. Pellino (✉)
Department of Advanced Medical and Surgical Sciences, University of Campania Luigi
Vanvitelli, Naples, Italy
e-mail: vinicio.mosca@gmail.com; gipe1984@gmail.com

M. Kraft Carré · A. Solís-Peña · E. Espín-Basany
Colorectal Surgery Unit, Vall d'Hebron University Hospital, Universitat Autònoma de
Barcelona, Barcelona, Spain
e-mail: miquelkraft@gmail.com; alejandro_solis85@hotmail.com; eloy.espin@vallhebron.cat

K. Sahnan
Department of Surgery and Cancer, St. Mark's Hospital and Academic Institute, Imperial
College, London, UK
e-mail: ks303@doctors.org.uk

© The Author(s) 2024
G. Ceccarelli, A. Coratti (eds.), *Robotic Surgery of Colon and Rectum*, Updates
in Surgery, https://doi.org/10.1007/978-3-031-33020-9_23

约30%是恶性的。美国国立卫生研究院（National Institutes of Health，NIH）根据位置、有丝分裂指数和大小，将直肠GIST分类为"极低""低""中等"或"高"风险度肿瘤。直肠GIST的总体预后不良，一个原因是肿瘤破裂的比率是非直肠GIST的4倍多，穿孔与高风险预后相关。对于所有局部化的GIST，根治性切除加整块切除肿块是标准的一线治疗。可能需要局部切除、低位前切除、腹会阴直肠切除术（Abdominoperineal Excision of the Rectum，APER）和盆腔切除。手术的主要目标是在不引起假囊出血或破裂的情况下获得镜下阴性切缘。虽然经肛切除是最微创的方法之一，但受到距齿状线距离的限制。经尾骨切除适用于低位直肠GIST，但术后并发症高，有21%的患者会发生瘘。对于小的直肠GIST，局部切除可能是安全的。进展期直肠GIST的治疗可采用基于甲磺酸伊马替尼的多模式治疗。转移性或无法切除的GIST应采用甲磺酸伊马替尼作为一线治疗。

23.2　与开腹式手术和腹腔镜手术相比，机器人手术具有优势

传统方法包括腹腔切开术、会阴切除术或两者的结合术式。尽管大多数直肠后病变可以通过后入路和经会阴方法安全切除，但当病变较大、深入盆腔并与周围盆腔结构融合时，传统的腹膜外途径可能不安全或不适当。腹腔镜微创手术已被证明在切除直肠GIST方面是安全、有效的，包括肛门保留手术。机器人手术具有更好的可视化视野，使其更容易切除盆腔肿瘤，并且操作可直达盆腔底部。

23.3　机器人方法的术前考虑、患者体位和端口放置

23.3.1　术前考虑

对于直肠GIST切除，没有标准方法，需要个体

化治疗，方法包括经肛切除、经肛微创（Transanal Minimally Invasive，TAMIS）切除、经尾骨切除、直肠切除、或在局部晚期病例中进行APER和盆腔切除。对于尾肠囊肿，已阐述了经腹、经会阴、骶旁或混合方法。理想的手术入路在很大程度上取决于肿瘤与S3骶骨水平的解剖关系。S3以上的肿瘤需要前路经腹方法，而S3以下的肿瘤可能受益于后路骶旁方法或联合前后路方法。然而，S4以下的肿瘤患者可以使用机器人辅助肛提肌平面前上入路方法，取得良好的结果，并降低术后并发症的发病率。基于CT、磁共振成像（MRI）和3D成像的术前规划方案对此类手术至关重要。人工智能的重建和3D打印等技术亦有潜力被集成到机器人平台中。

23.3.2　患者体位

根据所需的手术类型，可以考虑不同的术前准备。全身麻醉后，患者仰卧在改良的Lloyd-Davies位置上。

23.3.3　戳卡的设置

之前的研究已经详细报道了尾肠囊肿机器人切除的戳卡的设置和建议步骤。机器人戳卡的位置设置在进行盆腔解剖的位置。在脐和两个髂骨棘之间画一条曲线，以标示出要放置戳卡的线如图23.1（a）所示。在Palmer点使用Veress针形成气腹。

依据BMI，沿着画好的曲线放置4个8mm的机器人戳卡，间距为6～8cm，如图23.1（b）。一个8mm的机器人戳卡用作辅助端口，放置在机器人戳卡和右锁骨中线交点上方5cm外侧。

23.4　手术技术步骤

患者置于Trendelenburg体位并向右倾斜。将小肠和大网膜推向上腹部。如有必要，进行粘连松解。

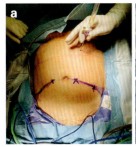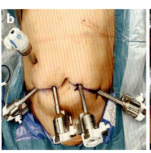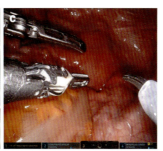

图23.1 （a）戳卡放置的曲线。（b）放好的戳卡位置。（c）使用的机器人器械

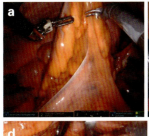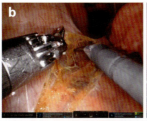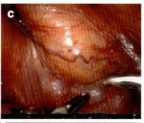
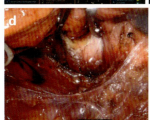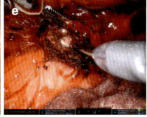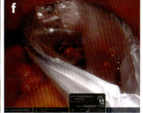

图23.2 （a）乙状结肠牵拉。（b）骶骨岬前方的解剖。（c）（d）用于直肠牵拉的向上抓手。（e）肿瘤从盆腔底部解剖。（f）使用腹腔镜袋装置提取

23.4.1 对接

机器人车从患者左侧以90°角开始对接。在对接之前，机器臂与戳卡对齐。进行针对盆腔的摄像头瞄准。机器臂的分布：第1机械臂，端头向上的有孔抓钳；第2机械臂，双极钳子；第3机械臂，摄像头；第4机械臂，单极弯剪或持针器，如图23.1（c）。

23.4.2 直肠的侧向游离

使用第1机械臂中的端头向上的有孔抓钳，将乙状结肠向上和向侧面牵拉以暴露骶骨岬，如图23.2（a）。可以使用助手端口的腹腔镜抓钳提供进一步的反向牵引。从骶骨岬前方开始解剖，分离到直肠系膜或直肠旁沟的右侧边界，如图23.2（b）。注意要清楚识别和保护左髂总静脉、骶正中血管、右腹下神经和两个输尿管。向上抓手需要不断地重新定位以获得足够的牵引力，如图23.2（c）（d）。在直肠系膜平面上进行仔细解剖，从直肠右侧游离到盆腔底部，并充分暴露会阴体。

23.4.3 盆腔解剖

必须小心地从直肠后方分离肿瘤，以避免对直肠或肿瘤本身造成损伤或穿孔，如图23.2（e）。肿瘤完全游离后，清洗术区并止血。此时，可以进行气漏测试以确保直肠没有受伤。根据标本的大小，使用腹腔镜袋装置通过戳卡口或小Pfannenstiel切口提取出标本，如图23.2（f）。直视下移除戳卡。

23.5 术后随访

术中并发症包括骶前静脉丛出血、直肠损伤、骶丛神经损伤或尿道损伤等。早期术后并发症包括出血、伤口感染、直肠和尿道损伤、暂时性感觉丧失和形成骶前脓肿。同时存在发生长期并发症（腰痛、麻木和神经性下肢疼痛）的可能。中位随访时间从几个月到4年不等。对于恶性肿瘤，接受骶前肿瘤手术治疗的患者五年生存率为50%～90%。在良性肿瘤中，外科手术似乎对总体生存没有影响。

23.6 结论

尾肠囊肿和直肠GIST较罕见，它们的诊断可能很困难。一旦确诊，手术治疗是必须的。外科干预需要一个经验丰富的团队来进行，以避免肿瘤破裂并确保整块切除。对于需要进行经腹手术的患者，在保证手术安全实施的前提下，微创手术方法可能是更佳的选择，并且不会带来较差的外科学和肿瘤学结果。机器人切除直肠后肿瘤是安全的，并且对具有困难的盆腔解剖结构的患者，这种方法尤其有用。

参考文献

[1] García-Armengol J, García-Botello S, Martinez-Soriano F, et al. Review of the anatomic concepts in relation to the retrorectal space and endopelvic fascia: Waldeyer's fascia and the rectosacral fascia. Color Dis. 2008;10(3):298−302.

[2] Tran T, Davila JA, El-Serag HB. The epidemiology of malignant gastrointestinal stromal tumors: an analysis of 1,458 cases from 1992 to 2000. Am J Gastroenterol. 2005;100(1):162−8.

[3] Sista F, De Leonardis M, Carandina S, et al. Surgical management of rectal GIST. A case report and a review of literature. Ann Ital Chir. 2021;10:S2239253X2103485X.

[4] Farid M, Lee MJ, Chew MH, et al. Localized gastrointestinal stromal tumor of the rectum: an uncommon primary site with prominent disease and treatment-related morbidities. Mol Clin Oncol. 2013;1(1):190−4.

[5] Chaudhry UI, DeMatteo RP. Advances in the surgical management of gastrointestinal stromal tumor. Adv Surg. 2011;45:197−209.

[6] Tazawa H, Hirata Y, Kuga Y, et al. Sphincter-saving resection by cluneal arched skin incision for a gastrointestinal stromal tumor (GIST) of the lower rectum: a case report. Surg Case Rep. 2017;3(1):8.

[7] Christiansen J. Excision of mid-rectal lesions by the Kraske sacral approach. Br J Surg. 1980;67(9):651−2.

[8] Hawkins AT, Wells KO, Krishnamurty DM, et al. Preoperative chemotherapy and survival for large anorectal gastrointestinal stromal tumors: a national analysis of 333 cases. Ann Surg Oncol. 2017;24(5):1195−201.

[9] Cataneo J, Cataldo T, Poylin V. Robotic excision of retrorectal mass. J Gastrointest Surg. 2018;22(10):1811−3.

[10] Mullaney TG, Lightner AL, Johnston M, et al. A systematic review of minimally invasive surgery for retrorectal tumors. Tech Coloproctol. 2018;22(4):255−63.

[11] Nedelcu M, Andreica A, Skalli M, et al. Laparoscopic approach for retrorectal tumors. Surg Endosc. 2013;27(11):4177−83.

[12] Baek SJ, Kim CH, Cho MS, et al. Robotic surgery for rectal cancer can overcome difficulties associated with pelvic anatomy. Surg Endosc. 2015;29(6):1419−24.

[13] Baek SK, Hwang GS, Vinci A, et al. Retrorectal tumors: a comprehensive literature review. World J Surg. 2016;40(8):2001−15.

[14] Akbulut S. Unusual cause of defecation disturbance: a presacral tailgut cyst. Eur Rev Med Pharmacol Sci. 2013;17(12):1688−99.

[15] Tekkis NP, Richmond-Smith R, Pellino G, Kontovounisios C. Facilitating the adoption and evolution of digital technologies through re-conceptualization. Front Surg. 2022;9:840595.

[16] Sahnan K, Pellino G, Adegbola SO, et al. Development of a model of three-dimensional imaging for the preoperative planning of TaTME. Tech Coloproctol. 2018;22(1):59−63.

[17] García-Granero A, Pellino G, Giner F, et al. A mathematical 3D-method applied to MRI to evaluate prostatic infiltration in advanced rectal cancer. Tech Coloproctol. 2020;24(6):605−7.

[18] Pellino G, García-Granero A, Fletcher-Sanfeliu D, et al. Preoperative surgical planning based on cadaver simulation and 3D imaging for a retrorectal tumour: description and video demonstration. Tech Coloproctol. 2018;22(9):709−13.

[19] Espín-Basany E, Solís-Peña A, Pellino G, et al. Preoperative oral antibiotics and surgical-site infections in colon surgery (ORALEV): a multicentre single-blind, pragmatic, randomised controlled trial. Lancet Gastroenterol Hepatol. 2020;5(8):729−38.

[20] Pellino G, Espín-Basany E. Bowel decontamination before colonic and rectal surgery. Br J Surg. 2021;109(1):3−7.

[21] Solís-Peña A, Ngu LWS, Kraft Carré MK, et al. Robotic abdominal resection of tailgut cysts – a technical note with step-by-step description. Color Dis. 2022;24(6):793−6.

[22] Canelles E, Roig JV, Cantos M, et al. Tumores presacros. Análisis de nuestra experiencia en 20 casos tratados quirúrgicamente [Presacral tumors. Analysis of 20 surgically treated patients]. Cir Esp. 2009;85(6):371−7.

[23] Dziki Ł, Włodarczyk M, Sobolewska-Włodarczyk A, et al. Presacral tumors: diagnosis and treatment – a challenge for a surgeon. Arch Med Sci. 2019;15(3):722−9.

[24] Jao SW, Beart RW Jr, Spencer RJ, et al. Retrorectal tumors. Mayo Clinic experience, 1960-1979. Dis Colon Rectum. 1985;28(9):644−52.

（译者：牛磊 蔡军）

第五部分
新进展

第24章
吲哚菁绿增强荧光引导手术：淋巴导航、灌注评估及未来展望

Irene Urciuoli and Graziano Pernazza

24.1 引言

吲哚菁绿（ICG）是在荧光成像中最常用的荧光剂。它是一种水溶性三碳菁染料，可与血浆脂蛋白结合并持续保留在血管腔内直至被排出。ICG能被肝细胞选择性吸收并随胆汁排出。这种荧光剂的组织穿透力高达5mm，血浆半衰期为3～5min，15～20min后通过胆汁排泄，可重复使用。

ICG具有多项临床优异特性，这些特性在长期临床使用中得到了充分验证：①无毒且非电离，具有良好的患者安全性；②与血浆脂蛋白有效结合，不会从血液循环中泄漏，适合用于血管造影；③在血液循环中的存留时间短，允许重复使用；④由于照明和记录使用不同的波长，可提供良好的信噪比，目标区域可见而背景不可见；⑤在组织光学窗口（近红外）中工作，可提供深度成像；⑥可与简单廉价的成像设备配合使用。

24.2 首次应用

ICG最初用于摄影领域，是由柯达公司在第二次世界大战期间为了实现彩色成像而开发的。美国食品药品监督管理局于1959年批准了ICG的医疗应用。1960年，Fox报道了ICG的特性及其在梅奥诊所中心使用的结果。ICG首先并且至今仍被用于评估肝脏功能。1963年，Walker利用ICG的荧光特性评估了肾脏的血流量。1965年，Huffman探讨了ICG在检测心脏杂音中应用的可能性。此后，ICG被应用于评估生理性脑血流灌注。随着荧光成像技术的进步，ICG已应用于多种灌注成像和血管造影。ICG还被广泛应用于腹部手术、整形手术的实时成像，以及肿瘤的分期和治疗。

24.3 技术与临床原理

荧光是由入射光激发目标并导致特定波长的

I. Urciuoli
Department of Surgical Sciences, Sapienza University of Rome, Rome, Italy
e-mail: irene.urciuoli@gmail.com

G. Pernazza (✉)
Robotic General Surgery Unit, Department of Surgery, San Giovanni-Addolorata Hospital, Rome, Italy
e-mail: gpernazza@gmail.com

© The Author(s) 2024
G. Ceccarelli, A. Coratti (eds.), *Robotic Surgery of Colon and Rectum*, Updates in Surgery, https://doi.org/10.1007/978-3-031-33020-9_24

光发射所致。ICG被波长范围在750～800nm的外来光激发时，可在最大峰值832nm附近观察到荧光。荧光发出的光通过光学设备中的传感器可实时显示绿光。Firefly是达芬奇手术系统集成的荧光成像功能，该功能使用近红外技术，并可在外科医师的控制台被激活。

荧光引导成像在过去几年中得到了广泛的发展。得益于技术的进步，外科医师能够利用微创技术进行更复杂的手术，同时也开始对术中成像的应用产生了兴趣。ICG在多个外科领域中广泛使用，可实时可视化感兴趣的结构，并提供肉眼通常难以确定的信息。在普通外科、妇科、泌尿科、结直肠外科和肿瘤外科的实践中已经报道了其应用于组织灌注评估、解剖识别、淋巴造影，以及其他用途。

机器人辅助手术正在迅速普及，并已证明可以克服传统腹腔镜手术的固有局限性。2010年，荧光成像被集成到达芬奇机器人系统中。结合荧光成像技术的机器人辅助手术标志着图像引导手术逻辑的演变，其益处仍在探索中。

在普通外科领域，胆管识别是最早的应用之一。由于ICG完全通过肝脏排泄进入胆汁，使得其增强效果更加明显。Ishizawa等的研究展示了荧光胆道造影术能够在Calot三角解剖过程中实时识别胆道解剖结构，表明这一简单技术可能成为在腹腔镜胆囊切除术中避免胆管损伤的标准操作，将取代放射性胆管造影术，后者既耗时且可能本身就会对胆管造成损伤。

24.4　灌注评估

由于具备发出荧光的能力，ICG目前已被广泛用于术中器官灌注的实时评估。在无菌条件下，将25mg ICG在10mL水性溶剂中复溶，然后用10mL等渗溶液稀释。应外科医师的要求，麻醉医师可以通过中央或外周静脉管路进行ICG给药，根据需要

可多次给药，总剂量保持在推荐的最大剂量（2mg/kg）以下。既往文献报告ICG的使用剂量取决于患者的体重，且多数研究中的剂量为2.5～10mg。注射时，外科医师应暴露目标区域并使用内镜对准目标。在控制台显示器上，外科医师激活Firefly模式，以启动红外光发射并促进所需组织的荧光激发。强度峰值和清除时间可能受患者循环状况及心血管活性药物的影响。检测到荧光信号的最佳时间在给药后25～60s，信号峰值在给药后30～40s出现，强度在2min内减弱（图24.1）。

ICG组织血管造影术可用于指导识别最佳的切除部位，并有助于评估血供情况。例如在结直肠手术中，ICG有助于在判断肠管切除前，进行拟吻合处的血流灌注情况的评估。

24.5　淋巴导航

ICG具有显著的淋巴亲和性，这一固有属性使其能有效提升淋巴系统的显影率。ICG在经黏膜下或浆膜下注射后会沿淋巴管流动并积聚在淋巴结中。在肿瘤外科手术中，这一特性可用于引流淋巴结的示踪，以确保更精准地切除、分期或淋巴结清扫。

在这种情况下，应配制1.25mg/mL浓度的ICG溶液，并选择目标区域进行静脉注射。例如，在胃或结肠手术中，应在手术前一天通过内镜引导，在肿瘤周围的黏膜下组织中选4个部位进行注射，共计4mL。开启Firefly模式后，病变引流区域的淋巴组织将在外科医师的显示器上显示为ICG增强模式，进而能够识别并清扫淋巴结，从而提供疾病的准确分期并获得更好的肿瘤治疗效果。

术中ICG的给药也可选择在病灶周围浆膜下进行注射。然而，如果注射过程中任何溢出，术野会变红并且荧光图像会受影响。

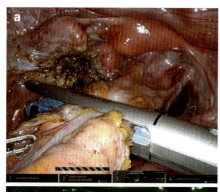

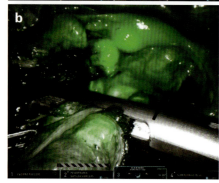

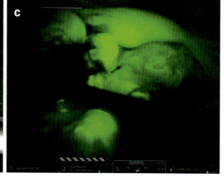

图24.1 在左半结肠切除术中切断远端切缘前使用吲哚菁绿进行灌注评估。（a）白光下的视觉。（b）近红外（NIR）下的视觉。（c）高级NIR下的深度视觉。NIR模式中的分界线更加明显

24.6 临床应用经验

吻合口漏成为胃肠手术的严重并发症之一的原因是多方面的。尽管结直肠手术技术不断进步，但过去25年间吻合口漏的发生率并未降低，结直肠术后吻合口漏发生率为3%~20%。吻合口漏不仅给患者和医疗保健系统带来相当大的临床和经济负担，甚至导致了癌症的局部复发。现有的诊断性检查通常无法及早发现吻合口漏，进而无法及时干预并最大限度地降低发病率和死亡率。血流灌注对于吻合口的愈合至关重要，血流灌注不足会导致吻合口愈合失败和吻合口漏。吻合口的灌注情况通常是通过主观方法来确认的。

ICG灌注评估在结直肠手术中有着广泛的应用，主要用于在决定切除肠段的位置前，评估吻合口和相关部位的血流灌注情况。

使用近红外荧光成像，可以成功地可视化和量化吻合区域周围的肠管血流灌注。在结直肠手术中，T0延长可能是预测吻合口漏的一个有用参数。

ICG的使用应分为两个不同的步骤：首先，在肠管切除之前确定近端和远端横断区域的预定点；其次，在吻合完成后，建议再次注射ICG，以便观察吻合口的完整性及其血管状况。

Kuzdus在其研究中指出，荧光成像是一种不仅可以显著降低结直肠手术严重并发症的发生率，而且可以缩短住院时间的方法。

当然，关于使用荧光成像技术检查吻合口还有一些待解决的问题：①使用荧光成像技术的时机（在肠管切断前还是切断后）；②荧光时间；③组织与相机之间的距离（5cm？）；④相机系统（Karl Storz、Olympus、Stryker、Intuitive、Mitaka）；⑤ICG剂量（0.25~10mg/kg）；⑥吻合技术（侧侧、端端、手工缝合、钉合）；⑦吻合部位（回肠-结肠、结肠-结肠、结肠-直肠、结肠-肛门）。

如上所述，ICG也可用于结直肠手术中的淋巴结显影，以正确辨别并收集淋巴结，提供更精准的淋巴结清扫并取得更好的肿瘤学预后。

在直肠癌手术中，除了保证合适的离断和保留

肠段有良好的血液灌注外，还应该检查吻合口的完整性及其血管分布。如果进行低位结直肠吻合，还可采用直肠镜配合Firefly集成内镜作为备选，以实现对直肠和吻合口黏膜的直观可视化（图24.2）。

一些关于直肠癌手术的研究证实，ICG荧光成像是一个具有临床应用前景的工具，可以帮助临床实践。它可能会降低结直肠癌患者的吻合口漏发生率，同时也与术后并发症的减少及再手术率的降低有关。

在非解剖性切除中，吻合口血流灌注的评估尤其重要，异常或改变的血管解剖结构可能会损害剩余结肠的灌注。

类似的想法也可延伸到上消化道手术中。ICG组织血管造影可指导识别最佳切除部位，并帮助评估上消化道组织和脏器吻合口的血供情况。

术中使用ICG荧光血管造影可以动态评估管状胃移植物的灌注，并可指导食管切除术中吻合口位置的选择，降低吻合口漏的发生率。Zehetner等还报道了在食管切除后，选择在荧光成像为良好灌注的区域做吻合，患者的吻合口漏发生率较低。

准确的淋巴结清扫是胃癌的一个关键预后因素。

ICG能显著增加D2淋巴结清扫术中获取的淋巴结数量，并且在不增加并发症的前提下降低淋巴结的不合格率。ICG不仅有助于外科医师识别淋巴结性质，还能更好地区分解剖边界，增强对血管结构和其他器官的识别。

在贲门失弛缓症的治疗中，最近报道了在机器

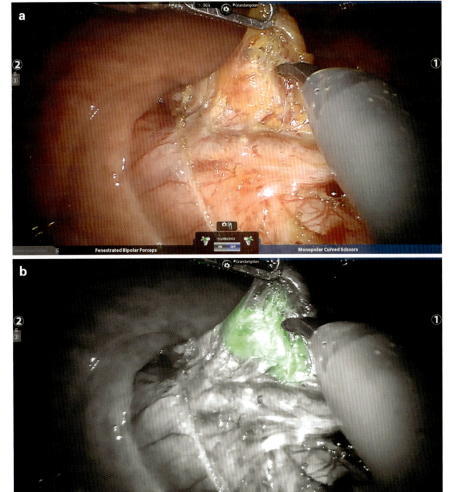

图24.2　位于肠系膜动脉根部的淋巴结。（a）白光下的视觉；（b）荧光下的视觉。直肠癌经肛门在病灶周围黏膜下注射吲哚菁绿后突出显示淋巴结床和淋巴结

人辅助的Heller肌切开术中，肌切开术后通过ICG引导的黏膜层评估，不仅可以在术中排除医源性微小穿孔的可能，还能显示由单极电凝热损伤引起的缺血区域。这些缺血区域可能进一步发展成为延迟性的食管穿孔，危及患者生命。与术中内镜检查相比，这项技术可能更具优势。此外，这种方法还可能改善残余纤维的识别，使外科医师能够进行更精确的肌切开术，从而避免疾病的复发（图24.3）。最后，ICG的使用还与更短的手术时间相关。

在肝脏手术中，ICG仍主要用于评估肝功能。ICG在肝细胞癌的癌组织，以及腺癌周围的非癌性肝实质中积聚，有助于提高检测率。肝脏荧光显像可通过周围或中央静脉途径给药，或术中局部注射入门静脉或胃右血管来实现。

另一种增强病灶可视化的方式是在手术前一天注射ICG，它在正常肝实质中被清除，仅在病变的组织区域残留染色。此外，为了更好地显示肝脏的切除线和在大范围肝切除术中增强灌注效果，可在夹闭或结扎门静脉蒂和动脉分支后注射ICG。它将在剩余的肝组织突出显示灌注不良的区域，二者可形成鲜明对比。

这种成像方式正逐渐成为腹腔镜肝切除术中切除转移性肝肿瘤的导航工具。它有助于外科医师安全、准确地识别结直肠转移灶并完成腹腔镜

肝切除术，弥补触觉反馈和术中肝脏超声检查的不足。

在胰腺手术中，ICG荧光成像可用于识别胰腺切除术中的胰腺肿瘤性质，尤其是神经内分泌肿瘤和囊性肿瘤。与胰腺正常组织相比，神经内分泌肿瘤的荧光强度更强；相反，囊性肿瘤与正常组织相比则会表现出较低的荧光强度。

24.7　未来展望

尽管ICG荧光成像的实用性日益得到认可，其在外科领域的应用也在逐渐拓展，但未来在以下几个方面仍需进一步探索：

• 给药时间与剂量

关于给药时间和剂量的评估尚存争议。在已发表的系列研究中，报道的稀释比例、给药时间、观察时间（切断前还是切断后）、使用的可视化系统、组织与相机之间的距离、吻合技术等存在各种各样的差异。标准化方案尚未确定，对于如何客观判断ICG的效果也缺乏共识。

• 淋巴显影

淋巴示踪和图像引导的淋巴结清扫是令人关注的进展，但还需要积累更丰富的临床经验。ICG荧光成像的应用可减少淋巴结不规范切除的数量，但

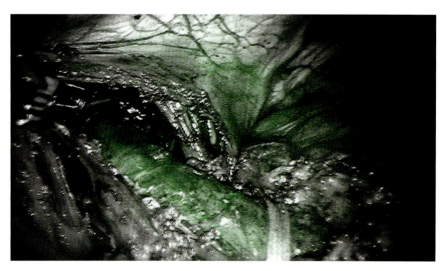

图24.3　在Heller肌切开术中使用吲哚菁绿来评估黏膜层。该方法已被建议作为术中内镜检查的替代方法，以评估黏膜完整性并更好地识别残留的肌纤维

目前仍不清楚为何该染料未能识别出所有淋巴结。在分子工程选择性染料领域，研发能够特异性结合特定组织的染料将是一个极具前景的研究方向。

• 人工智能

传统上，关键的外科决策是由人的视觉做出判断的。为了排除对ICG作用于组织效果判断上的变异性，通过数字平台（人工智能和增强现实）对组织进行分光光度客观评估将成为可能。

参考文献

[1] Ris F, Hompes R, Cunningham C, et al. Near-infrared (NIR) perfusion angiography in minimally invasive colorectal surgery. Surg Endosc. 2014;28(7):2221–6.

[2] Fox IJ, Wood EH. Indocyanine green: physical and physiologic properties. Proc Staff Meet Mayo Clin. 1960;35:732–44.

[3] Reinhart MB, Huntington CR, Blair LJ, et al. Indocyanine green: historical context, current applications, and future considerations. Surg Innov. 2016;23(2):166–75.

[4] Walker JG, Silva H, Lawson TR, et al. Renal blood flow in acute renal failure measured by renal arterial infusion of indocyanine green. Proc Soc Exp Biol Med. 1963;112:932–5.

[5] Huffman TA, Goodwin RS, Leighton RF, et al. Intracardiac phonocardiography in the differential diagnosis of continuous murmurs. Ann Intern Med. 1965;63(5):904–5.

[6] Moore GE. Fluorescein as an agent in the differentiation of normal and malignant tissues. Science. 1947;106(2745):130–1.

[7] Lu CH, Hsiao JK. Indocyanine green: an old drug with novel applications. Tzu Chi Med J. 2021;33(4):317–22.

[8] Alander JT, Kaartinen I, Laakso A, et al. A review of indocyanine green fluorescent imaging in surgery. Int J Biomed Imaging. 2012;2012:940585.

[9] Morrell ALG, Morrell AC, Morrell AC Jr, et al. Indocyanine green fluorescence imaging in robotic surgery: state of art, tips and tricks in current applications. Arq Gastroenterol. 2021;58(1):61–70.

[10] Ishizawa T, Bandai Y, Ijichi M, et al. Fluorescent cholangiography illuminating the biliary tree during laparoscopic cholecystectomy. Br J Surg. 2010;97(9):1369–77.

[11] Daskalaki D, Aguilera F, Patton K, Giulianotti PC. Fluorescence in robotic surgery. J Surg Oncol. 2015;112(3):250–6.

[12] Vallance A, Wexner S, Berho M, et al. A collaborative review of the current concepts and challenges of anastomotic leaks in colorectal surgery. Color Dis. 2017;19(1):O1–12.

[13] Chadi SA, Fingerhut A, Berho M, et al. Emerging trends in the etiology, prevention, and treatment of gastrointestinal anastomotic leakage. J Gastrointest Surg. 2016;20(12):2035–51.

[14] Goto S, Hasegawa S, Hida K, et al. Multicenter analysis of impact of anastomotic leakage on long-term oncologic outcomes after curative resection of colon cancer. Surgery. 2017;162(2):317–24.

[15] Keller DS, Ishizawa T, Cohen R, Chand M. Indocyanine green fluorescence imaging in colorectal surgery: overview, applications, and future directions. Lancet Gastroenterol Hepatol. 2017;2(10):757–66.

[16] Hayami S, Matsuda K, Iwamoto H, et al. Visualization and quantification of anastomotic perfusion in colorectal surgery using near-infrared fluorescence. Tech Coloproctol. 2019;23(10):973–80.

[17] Kudszus S, Roesel C, Schachtrupp A, Höer JJ. Intraoperative laser fluorescence angiography in colorectal surgery: a noninvasive analysis to reduce the rate of anastomotic leakage. Langenbeck's Arch Surg. 2010;395(8):1025–30.

[18] Aiba T, Uehara K, Ogura A, et al. The significance of the time to arterial perfusion in intraoperative ICG angiography during colorectal surgery. Surg Endosc. 2021;35(12):7227–35.

[19] Ozben V, Cengiz TB, Bayraktar O, et al. Identification of mesenteric lymph nodes in robotic complete mesocolic excision by near-infrared fluorescence imaging. Tech Coloproctol. 2016;20(3):195–6.

[20] Kobiela J, Bertani E, Petz W, et al. Double indocyanine green technique of robotic right colectomy: introduction of a new technique. J Minim Access Surg. 2019;15(4):357–9.

[21] Blanco-Colino R, Espín-Basany E. Intraoperative use of ICG fluorescence imaging to reduce the risk of anastomotic leakage in colorectal surgery: a systematic review and meta-analysis. Tech Coloproctol. 2018;22(1):15–23.

[22] Lin J, Zheng B, Lin S, et al. The efficacy of intraoperative ICG fluorescence angiography on anastomotic leak after resection for colorectal cancer: a meta-analysis. Int J Color Dis. 2021;36(1):27–39.

[23] Ladak F, Dang JT, Switzer N, et al. Indocyanine green for the prevention of anastomotic leaks following esophagectomy: a meta-analysis. Surg Endosc. 2019;33(2):384–94.

[24] Karampinis I, Ronellenfitsch U, Mertens C, et al. Indocyanine green tissue angiography affects anastomotic leakage after esophagectomy. A retrospective, case-control study. Int J Surg. 2017;48:210–4.

[25] Zehetner J, DeMeester SR, Alicuben ET, et al. Intraoperative assessment of perfusion of the gastric graft and correlation with anastomotic leaks after esophagectomy. Ann Surg. 2015;262(1):74–8.

[26] Chen QY, Xie JW, Zhong Q, et al. Safety and efficacy of

indocyanine green tracer-guided lymph node dissection during laparoscopic radical gastrectomy in patients with gastric cancer: a randomized clinical trial. JAMA Surg. 2020;155(4):300−11.

[27] Romanzi A, D'Alba L, Campagna P, et al. Robotic Heller-dor procedure for oesophageal achalasia: fluorescence-guided intraoperative assessment of myotomy. A retrospective single-Centre experience. Int J Med Robot. 2022;18(4):e2411.

[28] Terasawa M, Ishizawa T, Mise Y, et al. Applications of fusion-fluorescence imaging using indocyanine green in laparoscopic hepatectomy. Surg Endosc. 2017;31(12):5111−8.

[29] Uchiyama K, Ueno M, Ozawa S, et al. Combined use of contrast-enhanced intraoperative ultrasonography and a fluorescence navigation system for identifying hepatic metastases. World J Surg. 2010;34(12):2953−9.

[30] Curtin N, Wu D, Cahill R, et al. Dual color imaging from a single BF2-azadipyrromethene fluorophore demonstrated in vivo for lymph node identification. Int J Med Sci. 2021;18(7):1541−53.

[31] Cahill RA, O'Shea DF, Khan MF, et al. Artificial intelligence indocyanine green (ICG) perfusion for colorectal cancer intra-operative tissue classification. Br J Surg. 2021;108(1):5−9.

（译者：黄颖 潘宏锋）

第25章
新的机器人平台

Ludovica Baldari, Luigi Boni, and Elisa Cassinotti

25.1　背景

25.1.1　内镜手术的局限性

微创手术已经开展了30多年，开启了一个新时代，但仪器设备的改进却滞后于临床的发展。标准腹腔镜器械是刚性的，可以打开和关闭以捕获或切割，允许5个自由度（DoF），即进/出、上/下、左/右、旋转、钳口的打开和关闭。使用标准腹腔镜器械很难执行特定任务，包括水平方向的缝合或到达某些腹部区域和器官，特别是当需要从外侧入路进入组织时。

25.1.2　从内镜手术到机器人手术

机器人手术为患者提供了与腹腔镜手术相同的效果，且不受传统工具的限制。事实上，机器人仪器的末端执行器配备了一个微型的手腕，可实现7个自由度，即进/出、上/下、左/右、旋转、手腕屈曲/伸展、手腕外展/内收、钳口的打开/闭合。然而，这些好处伴随着高昂的费用。

由于多项关键专利已于2019年到期，竞争公司现在可以采用这些技术。因此，在过去几年中，许多公司开发了新的机器人平台，并申请了美国食品和药物监督管理局（FDA）的批准以及欧盟的CE标志，以用于临床。本章将概述已批准用于临床的新机器人平台。

25.2　新的机器人平台

新的机器人平台包括以下特性：
- 控制台：控制台分为封闭式和开放式。封闭式控

补充信息：
线上信息详见 https://doi.org/10.1007/978-3-031-33020-9_25.

L. Baldari (✉)
Department of General and Minimally Invasive Surgery, Fondazione IRCCS Ca' Granda
Ospedale Maggiore Policlinico, Milan, Italy
e-mail: ludovica.baldari@policlinico.mi.it

L. Boni · E. Cassinotti
Department of General and Minimally Invasive Surgery, Fondazione IRCCS Ca' Granda
Ospedale Maggiore Policlinico, Milan, Italy
Department of Clinical Sciences and Community Health, University of Milan, Milan, Italy
e-mail: luigi.boni@unimi.it; elisa.cassinotti@policlinico.mi.it

© The Author(s) 2024
G. Ceccarelli, A. Coratti (eds.), *Robotic Surgery of Colon and Rectum*, Updates
in Surgery, https://doi.org/10.1007/978-3-031-33020-9_25

制台允许操作者将其头部固定到位，而在手术过程中不会改变视野。相比之卜，在开放式控制台中，操作员可以自由移动头部，可以与手术室团队实现更好的沟通，并可以看到手术室的情况。

- 操作单元：操作单元可以安装在吊杆、多个手术操作平台或桌子上。

- 运动：远心约束的机械运动学或通用串联的机械运动学。

- 触觉反馈：一些机器人平台配备了从机器人到术者的触觉反馈，这可以减少所施加的力。

- 增强智能：一些系统可以配备软件，使相机能够根据仪器的移动进行移动。

25.2.1　Senhance手术系统

该系统最初由SOFAR SpA（Milan，Italy）开发，名为TeleLap Alf-X，被TransEnterix（Morrisville，North Carolina，USA）收购后进行了更名。除了Intuitive的达芬奇之外，它是唯一一同时拥有CE标志和FDA普通外科批准的新型机器人平台。根据外科医师的喜好，Senhance手术系统有一个坐式开放式控制台，并配有2D/3D显示器、键盘和触摸板，以及单脚踏板。机器人最多可以控制4个分离且独立的机械臂。该平台能提供先进的眼感应摄像头控制，使外科医师能够通过眼球运动和头部前后移动来操纵摄像头进行变焦。该系统集成了触觉反馈，使外科医师能够感受到组织的一致性和施加的力。Senhance系统的主要优点之一是成本较低，因为它采用了一套可重复使用的非腕式5mm腔镜器械。然而，它也存在局限性：因缺乏关节而导致灵活性下降。

2019年，TransEnterix的Senhance超声波系统获得FDA批准。它是一种先进的能量设备，与Senhance机器人平台相结合，通过高频振动实现更好的止血效果，以最小的热扩散使蛋白质变性。此外，该系统还提供用于显微腹腔镜检查的3mm器械。Senhance包括一个"机器视觉系统"，这是一种增强智能模式，可以根据器械的移动来移动相机。该工具可学习手术步骤，以及指导外科医师如何处理病例。

McKechnie等发表了对6项观察性研究的系统评价，其中包括223名结直肠手术的患者，他们在手术中使用了Senhance手术机器人系统。作者得出的结论是，该系统在各种结直肠手术中具有可接受的安全性、合理的对接和控制台时间、低中转率，以及可负担的患者成本。

25.2.2　剑桥医疗Verius手术系统

剑桥医疗Versius手术系统由剑桥医疗机器人有限公司（CMR Ltd）开发，已获得CE标志，但仍在等待FDA批准。该平台有一个开放式控制台，并配有HD-3D监视器，操作员可以根据喜好选择操作体位（站立或坐着）。该系统没有脚踏板控制，因为所有功能都由操纵杆控制器管理，包括摄像机，见图25.1（a）。该系统的主要优点之一是安装在手术操作平台上的独立机械臂的小型模块化设计，它为系统提供了多功能性，见图25.1（b）。该系统的手臂占地面积为38cm×38cm，旨在成为一个可以在手术室之间移动，并可在手术室外存放的多功能平台。得益于V型手腕技术，外科医师最多可以使用5个手臂进行360°的手腕运动，并具有最大的端口放置自由度。由于这个5mm腕式的仪器可重复使用，且允许7个自由度的活动，因此降低了成本。

使用剑桥医疗Versius平台进行结直肠切除术的一些病例已发布。在所有这些研究中，作者得出的结论是，即使在肿瘤手术中，结肠直肠切除术也是可行且安全的。此外，他们表示该系统具有灵巧性和直观的动作，可以在整个过程中保证肿瘤操作的安全性。

25.2.3　Hugo手术系统

Hugo手术系统是美敦力（Medtronic）在2014

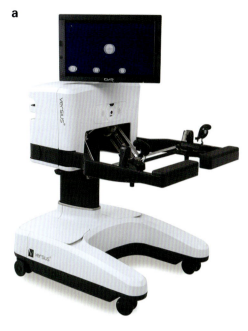

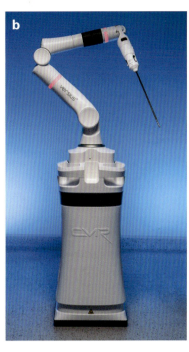

图25.1 （a）剑桥医疗Versius手术系统控制台。（b）剑桥医疗Versius手术系统操作单位（经CMR Surgical许可转载）

年收购德国机器人系统MicroSurge后创建的机器人平台。该系统是一个模块化平台，主要由3个要素组成，即Hugo视觉手术操作平台、模块化机械臂和外科医师控制台（图25.2）。Hugo视觉手术操作平台配备了Karl Storz视觉系统，可实现2D和3D可视化，具有荧光引导手术功能和用于手术器械的Valleylab FT10能量发生器，具有触觉手术视频和记录分析功能。外科医师控制台采用坐式半开放式设计，可在手术过程中实现固定视野，同时可以更自由地与患者和操作人员互动。每个机械臂都连接到一个个性化的手术操作平台上，具有7个自由度

器械可以灵活地放置和移动。由于其手术器械更耐用，该设计比达芬奇机器人更具成本效益。

Hugo尚未获得FDA批准，但最近获得了普通腹部手术的CE标志。

25.2.4 Revo-i手术系统

2015年，韩国Meere公司开发了Revo-i手术系统，这是一个类似于达芬奇机器人的主从平台。它由以下3个部分组成：3D-HD视觉车、坐式封闭式外科医师控制台和四臂机器人手术车。封闭式控制台允许固定头部位置，并配有手柄和踏板控制，可

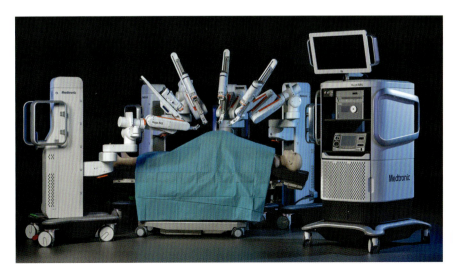

图25.2 Hugo手术系统［经美敦力（Medtronic）许可转载］

将外科医师的手部动作精确地传递到机械臂。操作车支持4个具有12 DoF的手臂,配备可重复使用多达20次的器械,降低了平台成本。

该公司还开发了RevoSim虚拟现实培训系统,外科医师可以通过该系统熟练使用该平台。Revo-i已获准在韩国投入商业使用,但尚未获得FDA批准或CE标志。

25.2.5 Avatera手术系统

Avatera手术系统是Avateramedical(Jena,Germany)和Force Dimension(Nyon,Switzerland)合资的成果,已获得欧洲CE标志。它配备了具有3D-HD分辨率的坐式半开放式控制台。4个机械臂被安装在一个手术操作平台上,配有类似镊子手柄和7个自由度的5mm器械。其优点包括无风扇设计,降低了噪音水平,同时紧凑感设计节省了空间。该公司开发了包括虚拟现实模拟器和现场培训在内的培训计划。

25.2.6 Hinotori手术系统

日本川崎重工公司和Sysmex公司通过合资企业创建了Medicaroid,并开发了Hinotori手术系统。它由供外科医师使用的半开放控制台、视觉单元和操作单元组成。视觉装置提供3D-HD图像并支持外科医师和助手之间的音频通信。操作车由连接到单独车上的4个机械臂组成,具有8个自由度的活动度。

Hinotori系统获得了日本监管机构的批准,但尚未获得FDA批准或CE标志。

25.2.7 Dexter手术系统

Dexter手术系统由瑞士Distalmotion公司生产。它提供了一个坐式或站式开放式控制台,带有一个脚踏板控制器。外科医师在控制台操作时可保持无菌操作,从而可以在腹腔镜手术和机器人手术之间轻松切换,见图25.3(a)。两个独立的车载机械臂配有一次性8mm的器械,用于缝合和解剖,见图25.3(b)。该系统可集成到任何腹腔镜装置中,

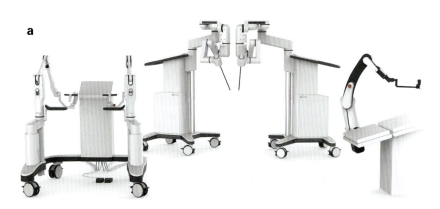

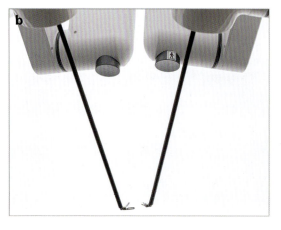

图25.3 (a)Dexter手术系统。(b)Dexter手术系统的关节器械。(经Distalmotion许可转载)

保留既定的腹腔镜戳卡位置。该平台可与任何3D商业腹腔镜塔一起使用，并且旨在能够集成未来的成像技术。Dexter手术系统配有集成机器人内镜支架，与所有5mm和10mm内镜兼容，可以安装在车上或夹在床上，并由外科医师控制台控制。

该系统已获得欧洲CE标志。

25.3 结论

目前结直肠手术中的机器人手术仍以达芬奇手术系统为主。然而，这些新机器人平台的开发和引入可能会改变机器人手术方法的传播。尽管这些平台在手术中的使用越来越多，但比较这些系统的文献数据仍然很少。需要更多数据来评估其成本、临床结果和可持续性。

参考文献

[1] Gallagher A, McClure N, McGuigan J, et al. An ergonomic analysis of the fulcrum effect in the acquisition of endoscopic skills. Endoscopy. 1998;30(7):617−20.

[2] Aggarwal R, Moorthy K, Darzi A. Laparoscopic skills training and assessment. Br J Surg. 2004;91(12):1549−58.

[3] Lanfranco AR, Castellanos AE, Desai JP, Meyers WC. Robotic surgery: a current perspective. Ann Surg. 2004;239(1):14−21.

[4] Abiri A, Pensa J, Tao A, et al. Multi-modal haptic feedback for grip force reduction in robotic surgery. Sci Rep. 2019;9(1):5016.

[5] Millan B, Nagpal S, Ding M, et al. A scoping review of emerging and established surgical robotic platforms with applications in urologic surgery. Société Internationale d'Urologie J. 2021;2(5):300−10. https://siuj.org/index.php/siuj/article/view/139/73

[6] Topaz A, Milone L. Senhance surgical robotic system − a SAGES technology and value assessment. SAGES; 2018. https://www.sages.org/publications/tavac/senhance-surgical-robotic-system. Accessed 21 Feb 2023.

[7] Romero-Velez G, Pechman D. TransEnterix Senhance ultrasonic system−a SAGES technology and value assessment. SAGES; 2019. https://www.sages.org/publications/tavac/transenterix-senhance-ultrasonic-system. Accessed 21 Feb 2023.

[8] McKechnie T, Khamar J, Daniel R, et al. The Senhance surgical system in colorectal surgery: a systematic review. J Robot Surg. 2023;17(2):325−34.

[9] Haig F, Medeiros ACB, Chitty K, Slack M. Usability assessment of Versius, a new robot-assisted surgical device for use in minimal access surgery. BMJ Surg Interv Health Technol. 2020;2(1):e000028.

[10] Huscher C, Marchegiani F, Cobellis F, et al. Robotic oncologic colorectal surgery with a new robotic platform (CMR Versius): hope or hype? A preliminary experience from a full-robotic case-series. Tech Coloproctol. 2022;26(9):745−53.

[11] Collins D, Paterson HM, Skipworth RJE, Speake D. Implementation of the Versius robotic surgical system for colorectal cancer surgery: first clinical experience. Color Dis. 2021;23(5):1233−8.

[12] Puntambekar SP, Rajesh KN, Goel A, et al. Colorectal cancer surgery: by Cambridge medical robotics Versius surgical robot system − a single-institution study. Our experience. J Robot Surg. 2022;16(3):587−96.

[13] Medtronic. Hugo RAS System. https://www.medtronic.com/covidien/en-gb/robotic-assisted-surgery/hugo-ras-system.html. Accessed 27 March 2023.

[14] Kim DK, Park DW, Rha KH. Robot-assisted partial nephrectomy with the REVO-I robot platform in porcine models. Eur Urol. 2016;69(3):541−2.

[15] Chang KD, Abdel Raheem A, Choi YD, et al. Retzius-sparing robot-assisted radical prostatectomy using the Revo-i robotic surgical system: surgical technique and results of the first human trial. BJU Int. 2018;122(3):441−8.

[16] Liatsikos E, Tsaturyan A, Kyriazis I, et al. Market potentials of robotic systems in medical science: analysis of the Avatera robotic system. World J Urol. 2022;40(1):283−9.

[17] Bahreinian L. Humanizing the robot: Medicaroid's vision for the future of robotic surgery. In: Gharagozloo F, Patel VR, Giulianotti PC, et al., editors. Robotic surgery. Springer; 2021.

[18] Rassweiler JJ, Autorino R, Klein J, et al. Future of robotic surgery in urology. BJU Int. 2017;120(6):822−41.

[19] Distalmotion. Dexter robotic system. https://www.distalmotion.com/dexter. Accessed 27 Mar 2023.

（译者：郑潇豪 宋兵河 杨鋆）

线上信息及视频信息观看说明

关于本书中的线上信息，请在理解以下事项的前提下使用。

本书部分章节包含线上信息，读者可以通过包含线上信息的章节首页下的网页链接浏览网页，或者通过SpringerLink平台浏览网页：

https://link.springer.com/book/10.1007/978-3-031-33020-9

点击本书每一章的章节名，进入后可以从右侧的Electronic Supplementary Material跳到视频的位置来观看视频。

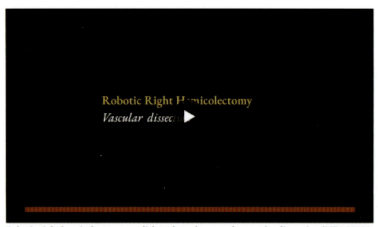

Robotic right hemicolectomy, medial-to-lateral approach: vascular dissection (MP4 82302

- 本视频可能会在无通知的情况下出现变更、修正，甚至可能下架，请知悉。
- 本视频为随书附赠视频，不属于用户服务的适用对象，请知悉。
- 与本视频相关的著作权均属Springer出版社所有。禁止对部分视频或全部视频擅自进行拷贝、修改、免费传播或收费传播。
- 本视频在SpringerLink平台上，属于免费资料，根据播放环境、通信线路等情况，有时会出现视频无法播放的情况，对此，本出版社深表遗憾，但实在无力承担相应责任，望您能理解。